I0711231

LE PARADOXE DE L'ECHEC
Vous allez adorer échouer !

Steve LEGALLE

~ *JSSL* ~

Table des matières

Introduction

D'où provient cette peur d'échouer ?
Cette honte d'échouer ?
Et pourquoi est-ce si douloureux, voire même traumatisant, d'échouer ?

L'échec a plutôt mauvaise publicité. Bien souvent associer à une faiblesse ou à un manque d'intelligence, il est très mal vu (surtout en France) d'échouer, de ne pas réussir ce que vous entreprenez.

Quel est l'origine de cette mauvaise publicité ? Je pense que nous pourrions en parler durant des journées entières sans pour autant trouver des réponses.

Ce qui est sûr, le plus important n'est pas d'identifier les origines de cette honte d'échouer, mais plutôt, d'apprendre à comment se relever d'un échec, notamment si celui-ci est douloureux.

Comme vous pouvez le savoir, lorsque vous échouez, cela pourrait déclencher des émotions (souvent) désagréables. Ces émotions pourraient être de la honte, de la colère, de la tristesse voire même du dégoût !

En fin de compte, cela signifie quoi d'échouer ?
Echouer pourrait signifier ne pas atteindre l'objectif fixé au départ. L'échec serait donc un résultat. Et selon moi, un résultat est ... NEUTRE !
Cela pourrait être surprenant d'entendre ce genre d'information, mais pour moi, les résultats que vous obtenez sont totalement neutres.
Pour vérifier cette information, allez interroger votre entourage par rapport à un résultat que vous avez obtenu récemment et demandez-leur ce qu'ils en pensent précisément.

Vous verrez que vous recueillerez des réponses toutes différentes l'une de l'autre. Cela signifie qu'à partir du moment où plusieurs réponses peuvent apparaître par rapport à un contexte ou par rapport à un résultat obtenu, cela signifie qu'au final, le contexte en lui-même et le résultat en lui-même sont neutres. Car plus il existe des possibilités d'interprétations, plus il est capital d'aller chercher son opposé, c'est-à-dire, ce côté « Neutre ».

C'est surtout votre manière de percevoir ce résultat qui vous indiquera si vous vivez une réussite ou un échec.

Ce résultat serait alors influencé par votre perception de l'instant présent.

L'échec serait donc un état d'esprit ?

OUI !

En effet ! C'est la signification que vous donnez au résultat obtenu qui transforme ce même résultat soit en une réussite, soit en un échec !

Une des solutions lorsque vous avez l'impression de vivre un échec serait d'avoir cette capacité à prendre du recul par rapport à ce qui vous arrive.

La prise de recul signifie tout simplement tourner vos pensées sur la manière dont vous avez obtenu ce résultat (vos comportements et stratégies), et de cesser de porter votre attention sur ce résultat.

Comme vous le verrez durant la 3e partie, votre énergie se dirige sur le côté émotionnel le plus intense.

Il se peut que lorsque vous échouez ce que vous avez entrepris, différentes émotions pourraient apparaître comme de la honte, de la tristesse, ou même de la culpabilité.

Peu importe l'émotion que vous vivez, il est important que vous la viviez à 100% pour vous en libérer par la suite.

Durant la 4ᵉ partie, vous apprendrez que toutes les émotions (agréables et désagréables) doivent être vécues pour les mettre au service de vos projets.

Lorsque vous échouez, un sentiment de déception (émotions désagréables) peut également apparaître.

Logique vous me direz ! Et en même temps (et c'est à ce moment précis que les Outils de la Préparation Mentale ainsi que le chapitre sur le Pouvoir de Concentration vous apporteront des solutions pour apprendre à vous détacher du résultat), pour ne pas être déçu(e), vous ne devez pas créer d'attentes !

« Agir en donnant le meilleur de moi-même avec Amour sans rien attendre en retour, et en sachant qu'il existe des possibilités que mes Rêves ne se réalisent pas ! »

(Voici l'une de mes Affirmations favorites que je me répète à longueur de journée)

Cela pourrait vous paraître paradoxale notamment si vous êtes « manipulé(e) » depuis votre tendre enfance à devoir absolument réussir !

Actuellement, vous vivez à travers des habitudes, certes inconscientes, mais bien précises, que vous avez créées depuis votre enfance. Ces habitudes ont été construites à partir de votre éducation, à partir de l'environnement dans lequel vous avez grandi.

Et une des habitudes qui nous a été inculqué par la société est cette « obligation » de réussir pour exister, pour Être. Et à force d'entendre ce discours, il se pourrait que vous soyez focalisé, en permanence, sur cette réussite, et donc, sur le résultat à obtenir.

Sauf que pour réussir, vous devez absolument faire abstraction du résultat que vous souhaitez obtenir, sinon, vous développerez une concentration ... négative. Paradoxal tout de même.

Car c'est cette mauvaise habitude de rester concentré sur le résultat qui déclenchera l'apparition d'émotions.

Serait-ce donc cette cause pour que l'échec soit si douloureux ?
En effet, en restant concentré sur ce résultat, cela provoquera des émotions. Des émotions souvent désagréables. L'échec n'est donc pas douloureux en soi. C'est le fait de rester focalisé sur le résultat que vous avez obtenu qui est douloureux.
Il est impossible de changer le passé tout comme il est impossible de changer un résultat, et donc, un échec. Le seul pouvoir que vous posséder pour changer un résultat obtenu est de modifier l'interprétation de ce résultat.

Le véritable échec intervient lorsque vous décidez d'abandonner ce que vous avez entrepris au départ.
Pour moi, c'est de cette manière que le véritable échec se matérialise.

En plus des émotions désagréables, l'échec pourrait également provoquer des regrets, et cela, à juste titre ! Et ces regrets déclencheront de la douleur ...

Pourquoi les regrets sont-ils douloureux et n'ont pas lieu d'exister ?
Lorsque des regrets apparaissent, cela pourrait signifier que les résultats obtenus, les

comportements que vous avez mis en place, n'avaient pas répondu à vos attentes.

Les regrets apparaissent à un seul moment : au moment où vous regardez vos résultats passés avec votre expérience actuelle.

Cela signifie que vous analysez vos résultats passés avec vos lunettes du présent. Sauf qu'au moment où vous avez obtenu ce résultat, vous ne possédiez pas cette expérience... donc il n'y a pas de regrets à avoir. Car je pars du principe, et cette phrase me suit inlassablement notamment dans le management d'équipe, que chaque personne donne le meilleur d'elle-même à chaque instant et fonction de son niveau de conscience le plus élevé à l'instant T.

Dit autrement, lorsque vous aviez échoué, vous aviez donné le meilleur de vous-même à l'instant présent. Cela signifie que si vous aviez échoué, cela vous indiquait qu'il vous manquait des ingrédients pour réussir dans ce contexte précis.

Etait-ce un manque de motivation ? La peur d'échouer ? Un manque de connaissance ? Une concentration négative ? Une mauvaise stratégie ?

Parce que c'était important pour vous, vous auriez aimé « réussir » ce que vous aviez entrepris.

Vous percevez donc le résultat obtenu comme un échec parce que vos attentes étaient différentes et que vous vous attendiez à réussir.

Pour sortir de cette douleur, il est important de prendre conscience de vos pensées et de les tourner sur vos actions, sur vos comportements et non sur le résultat obtenu.

Ensuite, vous « devez » accepter ce résultat, non pas comme une fatalité, mais comme une manière de tirer des leçons pour recommencer plus intelligemment. Car tout ce que vous n'acceptez pas vous poursuit inlassablement.

L'étape suivante serait de trouver un sens constructif en analysant vos comportements et vos stratégies.

Chacun d'entre nous pourrait le certifier : l'Echec pourrait provoquer également l'apparition d'un stress négatif.

Le stress, c'est quoi ?

Aujourd'hui, nous vivons tous à 200km/h. Quelle que soit notre fonction, quelle que soit notre activité professionnelle, quel que soit notre statut social, quelle que soit notre éducation, quelles que soient notre culture ou nos expériences, nous sommes interpellés de toutes parts. Nous subissons tous des pressions liées à notre environnement (professionnel). Nous sommes tous confrontés à des situations à fortes intensité émotionnelle, à des évènements à forts enjeux. Ces différentes situations se traduisent, par exemple, par l'énorme pression instaurée par la hiérarchie (dans notre travail par exemple), par la gestion d'un imprévu ou encore par l'enjeu d'un contrat important. Nous devons également assurer un service de qualité, nous devons maintenir une attitude respectueuse (auprès des collaborateurs, des clients, des partenaires). Nous devons garder toujours le sourire quel que soit le contexte, nous devons savoir accepter les différentes critiques de la part des partenaires externes. Et bien d'autres situations...

Selon vous, que provoquent toutes ces situations, certaines qui peuvent parfois être invivables ? Vous l'avez certainement deviné : toutes ces situations déclenchent en nous un stress négatif, provoquent en nous l'apparition d'émotions désagréables (comme la peur, la colère ou encore la tristesse), provoquent en nous des changements physiques (rougeur, transpiration, obésité, anorexie, douleurs dorsales...), ou encore des changements psychiques.

Encore un sujet tabou il y a quelques années, le stress (au travail) est devenu aujourd'hui un sujet réel et pris au sérieux par l'ensemble des acteurs de la santé (et de l'entreprise). Comme vous avez pu certainement le vivre dans certaines situations et les différentes études l'ont prouvé : un stress négatif trop fort et trop présent chez l'être humain provoque une perte d'efficacité énorme à travers l'accomplissement de ses projets (personnels et/ou professionnels).

Par conséquent, des Etats Internes (Emotions, Stress) désagréables peuvent faire apparaitre chez l'être humain :
- ✓ Une perte de motivation
- ✓ Une perte de plaisir
- ✓ Différentes peurs de prendre des initiatives
- ✓ Des peurs de prendre des décisions
- ✓ Une augmentation des accidents de travail
- ✓ Des conflits interpersonnels
- ✓ Un manque de spontanéité
- ✓ Une chute des résultats

Et bien d'autres conséquences encore.

Mais surtout, nos Etats Internes désagréables impacteront directement nos capacités de concentration.

En plus de réduire (voir d'anéantir) considérablement notre Pouvoir de Concentration, cela a et aura un impact négatif sur nos comportements à travers les 7 domaines de vie (Santé, Professionnel, Famille/Couple, Social, Développement Intellectuel, Financier, Spirituel), ce qui peut et pourra provoquer un déséquilibre entre ces différents domaines.

<u>L'origine du mot « stress »</u>
Inventeur de la notion de stress : le Professeur Hans SELYE
On doit l'idée de stress à un chercheur canadien, Hans Selye, qui, le premier, a décrit le stress ou " Syndrome Général d'Adaptation " dans les années 1930.

*« Un changement brutal survenant dans les habitudes d'une personne, jusque-là bien équilibrée est susceptible de déclencher un bouleversement dans sa structure psychique et somatique. »
Hans Selye*

<u>Qu'est-ce que le stress ?</u>
Plusieurs définitions sont utilisées pour expliquer le stress.

Le stress peut être défini comme l'état dans lequel nous nous sentons lorsqu'il y a un décalage entre la perception d'une sollicitation d'une part, et la perception de notre capacité à y faire face d'autre part. Lorsqu'il y a équilibre entre la façon dont nous envisageons ces situations et la façon dont nous pouvoir réagir, nous ne percevons aucun signe de stress. En revanche, s'il y a déséquilibre, nous ressentirons du stress soit positif ou soit négatif.

Le stress concerne tout le monde. C'est un élément nécessaire et essentiel à notre vie, le résultat inévitable de notre interaction avec notre environnement. Nous en avons besoin pour nous adapter aux changements permanents de notre milieu afin de maintenir un certain degré de vigilance pour survivre.

<u>Les causes du stress</u>
Le stress peut être considéré comme une réaction du corps aux contraintes et changements de notre environnement.
Le stress est le résultat de la perception des sollicitations face à la perception des capacités.
Différentes situations peuvent provoquer cet état de stress :

- ✓ Echouer un projet
- ✓ Se faire rejeter
- ✓ Relations humaines
- ✓ Voyages
- ✓ Evénement familial, sentimental ou professionnel
- ✓ Ne pas se sentir capable de réaliser un exercice
- ✓ Prendre la parole en public
- ✓ Ne pas oser dire non
- ✓ Changement climatique, changement corporel
- ✓ Etre toujours en retard
- ✓ Etre dans le noir
- ✓ Se sentir seul
- ✓ Discuter avec son N+1
- ✓ Emettre une critique, recevoir une critique
- ✓ Etablir un nouveau contact
- ✓ Prendre la parole lors d'une réunion
- ✓ Avoir une discussion sensible avec votre conjoint ou votre ami

- ✓ Négocier un contrat
- ✓ Peur de ne pas être compris par son interlocuteur
- ✓ Avoir une conversation avec le sexe opposé
- ✓ Renouer un contact
- ✓ Rompre une relation

Les manifestations du stress positif

- ✓ Euphorique, stimulé, fou de joie, excité
- ✓ Serviable, compréhensif, sociable, amical, aimant, heureux
- ✓ Calme, confiant, en pleine possession de ses moyens
- ✓ Créatif, efficace, productif
- ✓ Clair et rationnel, vif d'esprit, joyeux, souvent souriant

Les manifestations du stress négatif
Sur le plan physique

- ✓ Perception exagérée des battements du cœur, palpitations
- ✓ Essoufflement, boule dans la gorge, respiration superficielle et rapide
- ✓ Bouche sèche, sensation d'estomac « retourné » ou noué, indigestion, nausées
- ✓ Diarrhées, constipation, ballonnements
- ✓ Tension musculaire généralisée, mâchoires contractées, bruxisme (grincement des dents)
- ✓ Poings serrés, épaules contractées et dos voûté, douleurs musculaires, crampes
- ✓ Gesticulation, hyperactivité, onychophagie (ongles rongés), agitation quasi constante des doigts et des pieds, tremblements des mains
- ✓ Fatigue, épuisement physique et intellectuel, apathie, troubles du sommeil, vertiges, pertes

- ✓ de connaissance, maux de tête, petites maladies fréquentes telles que les rhumes
- ✓ Transpiration excessive notamment des mains et de la lèvre supérieure, bouffées de chaleur
- ✓ Pieds et mains glacés
- ✓ Besoin fréquent d'uriner
- ✓ Fringales ou perte d'appétit avec prise ou perte de poids, augmentation de la consommation de cigarettes, d'alcool
- ✓ Baisse de la libido

Sur le plan psychologique
- ✓ Etat stressé, inquiet, contrarié, déprimé, hystérique, sensation d'impuissance, d'incapacité, de désespoir, isolement, anxiété, dépression
- ✓ Impatience, irascibilité, exaspération, colère, manque d'amabilité, agressivité
- ✓ Sentiments de frustration, d'ennui, d'inadaptabilité, de culpabilité, de rejet, d'insécurité, de vulnérabilité, d'abandon
- ✓ Manque d'intérêt pour sa propre apparence physique, sa santé, son alimentation, sa vie sexuelle
- ✓ Baisse de l'estime de soi, manque d'intérêt pour les relations avec autrui
- ✓ Accumulation de tâches trop nombreuses et quasi simultanées, activité incessante
- ✓ Incapacité à finir une tâche commencée avant de passer aux suivantes
- ✓ Difficulté à penser clairement, à se concentrer et à prendre des décisions, trous de mémoire, oublis, manque de créativité

- ✓ Comportements irrationnels, tendance à remettre toujours au lendemain (procrastination), difficulté à commencer quoi que ce soit
- ✓ Tendance à commettre des erreurs ou à avoir des accidents
- ✓ Sentiment d'avoir trop à faire sans savoir par où commencer, en passant d'une tâche à l'autre pour finalement ne rien faire du tout
- ✓ Comportement hypercritique, inflexible, irraisonné, hyper-réactif, improductif, peu efficace

Ces listes sont non-exhaustives. Certains troubles psychologiques peuvent donner lieu à des manifestations physiques et vice versa.

« Ceux qui trouble les hommes, ce ne sont pas les événements mais le jugement qu'ils portent sur eux. »

Le stress est lié à la perception de la réalité ; et la perception de la réalité est liée à nos croyances, nos pensées, à notre représentation interne, à la conscience de nos capacités, à l'estime de soi, à l'affirmation de soi et à la confiance en soi.

L'Equilibre du Stress

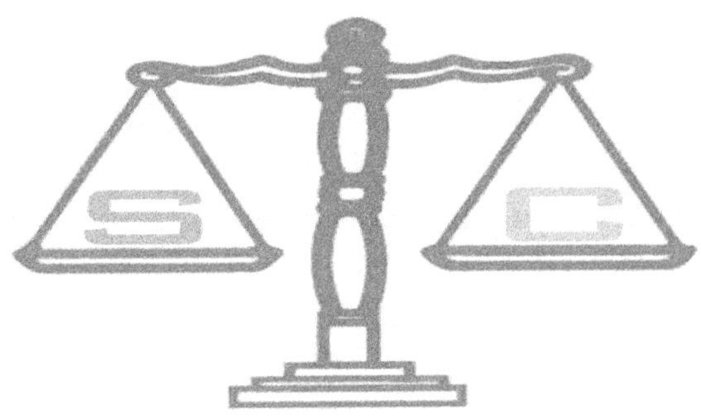

(S) Perception des sollicitations   (C) Perception des capacités

L'un des plateaux de la balance porte ce que nous appellerons des « sollicitations » (S), c'est-à-dire des évènements de la vie et des contraintes qui exigent de nous des efforts d'adaptation. Sur le plateau opposé se trouve ce que nous pensons nos capacités à faire face (C) à ces demandes d'effort. Lorsque nous nous sentons capable de maîtriser les évènements, S et C sont en équilibre stable. Cela ne veut pas dire que la balance est parfaitement à l'horizontale.

Lorsque les capacités (C) à faire face subjectivement perçue sont trop faibles par rapport aux sollicitations perçues (S), un stress néfaste se déclenche.

Lorsque les capacités (C) à faire face perçues sont beaucoup trop grandes par rapport aux sollicitations perçues (S), cela déclenche l'ennui, la frustration et, par conséquent, un stress néfaste.

Toute personne est amenée à faire face à tout type de situation que le quotidien lui propose. Que cela concerne le domaine professionnel (animer une réunion), le domaine familial (relation entre le père et le fils), le domaine du couple (communication dans le couple), le domaine amical (relation avec ses amis) ou le domaine social, il se peut que ces situations provoquent un état de stress négatif. Certaines situations seront traitées tout à fait normalement car la perception des capacités de l'individu sera supérieure à la perception des sollicitations. Dans ce cas présent, un stress positif sera déclenché.

D'autres situations seront traitées moins facilement, avec plus de facilité. En effet, lorsque vous serez amené à faire face à une situation complexe, vous pourriez penser que vos capacités (croyances limitantes, estime et confiance en soi), vos connaissances, vos qualités ou encore vos expériences ne seront pas à la hauteur pour faire face à la situation proposée. Et malgré cela, vous serez dans l'obligation de la réaliser. Cela pourra provoquer chez vous, un stress négatif. Par conséquent, vous pourriez perdre tous vos moyens et ainsi, empêcher la réalisation de certaines tâches. En revanche, en prenant conscience et ayant conscience que vous êtes capable de faire face aux sollicitations que le quotidien vous propose, vous vous apercevrez que vous possédez les capacités et les compétences nécessaires pour y répondre. Le fait de développer votre estime, d'élever votre niveau de confiance, d'acquérir des techniques de communication ou encore d'instaurer un mode de vie équilibré vous permettra d'aborder plus sereinement les situations à fortes pressions dans votre travail.

« L'anticipation d'un événement peut être plus stressant que l'événement en lui-même ! »

Le principe utilisé pour supprimer le stress négatif est le suivant : transformer son stress négatif en un stress positif pour apprendre à mieux le gérer.

Le stress est le résultat entre les perceptions de vos capacités et de votre environnement. Pour être plus spécifique, la perception des capacités se définit par le « Moi » et la perception de l'environnement se définit par « Environnement ».

MOI / ENVIRONNEMENT
=
CONCENTRATION

=> ETATS INTERNES (agréable ou désagréable)

Comme vous pouvez le savoir, pour changer un résultat, vous devez changer les facteurs de l'équation. Dans ce cas précis, les facteurs de l'équation sont le « Moi » et l'« Environnement ».
De plus, je ne vous apprendrez rien en vous disant qu'il est impossible de changer directement l'environnement dans lequel vous évoluez.
Quel pouvoir avez-vous de changer les conditions climatiques ? Quel pouvoir avez-vous de changer votre environnement ? Quel pouvoir avez-vous de modifier votre entourage ?

« Si vous souhaitez changer les autres, commencez par vous changer vous-même ! »

Quel que soit l'événement que vous vivez comme prendre une décision, prendre la parole en public ou encore gérer un conflit, toutes ces situations existent dans votre quotidien et à aucun moment, vous ne pouvez les modifier directement. Elles sont présentes dans votre quotidien et l'évitement de celles-ci est impossible.

Donc, que vous reste-t-il à faire pour transformer votre stress négatif en un stress positif ? Sur quoi devez-vous vous focaliser pour transformer le stress négatif en un stress positif ?

Vous devez vous focaliser sur le « MOI ». Il est important, capital et déterminant de vous focaliser sur vous-même et uniquement vous-même. Et le « MOI » est définit par les Ressources Externes (Savoir-Faire, Stratégies, Santé-Energie physique) et les Ressources Internes (Motivation, Etat d'esprit, Dialogue Interne, Confiance en soi, Estime de soi, Expériences, Culture, Education).

N'est-il pas frustrant de réussir une première fois et d'échouer la fois suivante ? Et pourtant, les deux situations étaient sensiblement les mêmes ! J'ai vécu ces moments de réussite et d'échecs et je peux vous dire que c'est très frustrant de ne pas obtenir à chaque fois des résultats positifs.

De ce fait, par exemple, une meilleure affirmation de soi et l'utilisation d'un meilleur mode de communication (perception des capacités) vous permettra de faire face à la situation « oser dire non » ou « prendre la parole en public » (perception des sollicitations).

Par conséquent, la perception des capacités sera supérieure à la perception des sollicitations. Cela déclenchera, chez vous, une concentration positive et donc, un stress positif, et de ce fait, vous serez plus serein et plus à l'aise afin de faire face à ce genre de situations.

« Vous est-il déjà arrivé de vivre deux situations sensiblement les mêmes et que, dans une situation, vous avez réussi et dans l'autre, vous avez échoué ? Et pourtant, le contexte était le même dans chaque situation. Comment pouvez-vous expliquer ces deux résultats complètement opposés ? »

La réponse est que vos Ressources Internes étaient différentes d'une situation à une autre.

Comme vous pouvez le savoir, les résultats que vous obtenez sont influencés à 80% par vos Ressources Internes. Les 20% restant ? Cela correspond à vos Ressources Externes.

Et ma question est : « Que mettez-vous en place pour consolider vos ressources internes ? Combien d'heures par jour, combien de jours par semaine vous consacrez-vous à renforcer cet aspect afin de vous épanouir ? »

Un des moyens pour développer et renforcer vos Ressources Internes serait d'intégrer les *Outils de la Préparation Mentale* dans votre Stratégie Individuelle de Réussite.

La Préparation Mentale, c'est quoi ?
C'est un mode d'apprentissage, de préparation à la réussite. C'est adopter un système de pensée et de comportement par rapport à un contexte spécifique. La préparation mentale est tout ce qui est lié à la fixation d'objectifs, au pouvoir de se concentrer, à la capacité de se motiver, au développement de son degré de confiance en soi, à la visualisation et l'imagerie mentale ou encore aux techniques de respiration.
Même si cela fait partie d'un autre registre, j'ajouterai également la gestion du stress et la gestion des émotions.

Les Bienfaits de la Préparation Mentale
Se préparer mentalement vous apporte de nombreux bénéfices dans la réalisation et l'atteinte de votre projet. La préparation mentale vous permet :
- ✓ D'accélérer votre processus d'apprentissage
- ✓ D'identifier vos points forts
- ✓ De repérer vos points à améliorer
- ✓ De créer une stratégie individuelle de réussite (cf. Etape 7)
- ✓ De mesurer et de quantifier vos résultats
- ✓ De développer votre autonomie
- ✓ De libérer votre potentiel illimité
- ✓ De trouver et retrouver un équilibre émotionnel
- ✓ De se surpasser et de repousser vos limites
- ✓ D'atteindre des niveaux de performances élevées
- ✓ De vous fixer des objectifs, des normes à la fois supérieures et réalisables
- ✓ De prendre conscience de vos ressources externes

- ✓ D'apprendre à utiliser vos peurs de manière constructive
- ✓ D'élever votre degré de confiance
- ✓ D'améliorer votre pouvoir de concentration
- ✓ De transformer vos croyances limitantes en croyances ressourçantes

Idées préconçues concernant la Préparation Mentale

Il est important de vous indiquer que la préparation mentale n'est pas réservée uniquement aux sportifs de haut-niveau. Même si à l'origine elle est utilisée par les athlètes de haut-niveau, la préparation mentale est destinée aux personnes qui souhaitent élever leur niveau de performance, de (re)trouver un équilibre émotionnel. Et que cela soit dans le sport, en entreprise et dans la sphère privée. Alors pourquoi n'utilisez-vous pas davantage ces techniques puissantes en entreprise et dans la vie privée ? Si vous avez la volonté de progresser, de capitaliser vos expériences (positives et négatives), et d'atteindre des résultats supérieurs, ce livre vous permettra de réaliser vos différents projets.

Concernant le monde sportif, à aucun moment, le préparateur mental ne prend la place ou ne remplace l'entraîneur. Le préparateur mental intervient uniquement sur le domaine mental.

Pourquoi cet ouvrage ?

Parce qu'il est tout simplement impossible de réussir sans échouer, j'ai créé cette Méthode à partir de mes 17 années d'expériences dans le Sport de Haut-Niveau et articulée autour des techniques puissantes provenant du coaching professionnel ainsi que de la préparation mentale. Cette Méthode, en 7 étapes, qui vous est destinée, vous permettra de capitaliser vos expériences, de rebondir après un échec, de vous guider pour être dans un état d'esprit positif tous les jours, de gagner en confiance et en lucidité, de vous aider à surmonter vos différentes peurs et supprimer votre stress négatif, et de développer votre pouvoir de concentration afin de vous focaliser à 100% sur ce que vous souhaitez obtenir.

Cet ouvrage est agrémenté des réussites et des erreurs que j'ai commises durant ma carrière de sportif de haut-niveau. Cela vous permettra de modéliser mes réussites et de ne pas reproduire certaines de mes erreurs, et cela, afin de vous réaliser personnellement et professionnellement. Ce ne sont pas tellement des « erreurs » de comportements qui m'ont bloqué dans ma progression, mais plutôt des « erreurs » concernant mon attitude mentale.
Ce livre vous aidera à garder un état corps-esprit-émotion constructif à 100% afin de vivre votre quotidien, et non plus de le subir, ainsi que de réussir à chaque fois.

Ayant vécu émotionnellement des situations qui m'ont conduit à l'échec (ou à la non-réussite) comme le complexe d'infériorité, le syndrome de l'imposteur, le manque de confiance, la peur de réussir ou d'échouer, ou encore l'excès de confiance, je peux vous affirmer que c'est très compliqué voire même impossible de réussir à moyen et à long terme dans le sport de haut-niveau lorsque nous sommes dans un état corps-esprit-émotion destructif. Grâce aux différentes expériences vécues durant ma carrière de footballeur, j'ai développé des stratégies afin de ne pas reproduire ces différentes erreurs et surtout, j'ai créé des techniques pour augmenter votre pouvoir de certitudes, pour gagner en concentration, pour supprimer vos peurs ou encore, pour éliminer votre stress négatif.

La Méthode que j'ai construite a pour but de traiter et de savoir gérer ces différents événements.

C'est un fabuleux défi dans lequel je m'engage. Et même temps, je crois en vous car comme le dit M. Nelson Mandela :

« La plus grande peur de l'être humain est de prendre conscience du pouvoir illimité qu'il possède en lui. ».

Ma priorité aujourd'hui est donc de vous accompagner, à travers ce livre, afin que vous libériez ce merveilleux potentiel qui sommeille en vous. Je sais qu'il est présent en vous et vous-même vous pouvez le ressentir et le voir car je suis persuadé que durant votre vie, il vous est déjà arrivé de réaliser quelque chose qu'il vous semblait impossible au départ.

Vous allez me dire : « Mais Steve, tous ce que vous dîtes, ce sont de belles paroles. C'est très simple de les énoncer. Mais comment faire pour transformer ces paroles en acte ? »
Je suis entièrement d'accord avec vous. Les belles paroles sont faciles à dire. Le plus important est de savoir transformer ces paroles en actions. Et ce livre vous permettra de transformer ces belles paroles en actions concrètes et réalisables.

Quel que soit l'événement que vous êtes entrain de vivre, vous avez tous, et cela quel que soit votre morphologie, vos Ressources Internes, vos Ressources Externes, votre éducation, votre expérience ou encore votre culture, et je le répète :

vous avez tous une réaction émotionnelle par rapport à ce qui est entrain de se jouer à ce moment précis. Et cette réaction peut être soit limitante ou soit dynamisante.

Bien sûr, dans l'idéal, il serait préférable d'avoir une réaction dynamisante afin que celle-ci déclenche en vous de la joie, du bonheur, du plaisir, de l'envie ou encore de l'excitation afin de passer à l'acte plus facilement et sans vous poser de questions. Mais pour cela, ces réactions ne peuvent être obtenues qu'à partir du moment durant lequel vous possédez des ressources internes développées et renforcées. Et ces Ressources Internes sont définies par votre état d'esprit, par vos états émotionnels, par l'estime que vous avez de vous-même, par votre confiance en soi, par votre pouvoir de concentration ou encore par votre motivation à réussir.

Soyez rassuré(e), même si la méthode est axée sur la performance, il respecte tout à fait votre rythme d'apprentissage, de changement et de progression.

Tout au long de ce livre, chacune des sept étapes sera expliquée et détaillée par des exemples concrets issus d'un accompagnement individuel réalisé avec Julien*, et renforcée par des situations que j'ai vécues durant ma carrière de sportif de haut-niveau (que vous trouverez en dernière partie de ce livre).

Vous allez me dire : « Mais votre expérience n'est pas la mienne ! » Je suis encore entièrement d'accord avec vous. Pour cela, je vous invite à prendre en compte uniquement l'environnement de la situation et non la situation en elle-même. Je vous garantie que tout sera très explicite dans chaque exemple et qu'il sera possible de vous identifier très facilement et très rapidement par rapport à ce que vous avez déjà vécu.

Vous êtes bloqué(e) sur un échec ? Vous manquez de confiance en vous ? Vous vivez avec un complexe d'infériorité ? Vous avez peur de réussir ou même peur d'échouer ? Vous n'osez pas prendre d'initiatives et des décisions ? Vous perdez vos capacités lors d'événements importants ?

L'objectif suprême de ce livre, et surtout de ce Process', est qu'il vous aide, vous accompagne, vous soutienne afin que vous changiez ou amélioriez vos différents domaines de vie. Le but ultime de ce livre est donc de vous aider et de vous accompagner afin que vous soyez totalement épanoui(e) dans votre vie et quelles que soient les conditions de vie dans lesquelles vous vivez.

Même si vous ne me connaissez pas, même si vous savez très peu de chose sur ma personnalité, même si vous avez certainement besoin d'obtenir davantage de garanties pour être rassuré(e), je vous invite à lire ce livre en entier et de vous faire un avis seulement après avoir lu l'ensemble de ce livre, jusqu'au dernier mot.

J'ai écrit ce livre parce que j'ai vécu des situations, telles que le manque de confiance, le complexe d'infériorité, l'excès de confiance ou encore le syndrome de l'imposteur, qui m'ont empêchées de vivre une carrière de footballeur plus remplie et plus épanouie.

Et aujourd'hui, je souhaite mettre à votre disposition et partager avec vous, toutes mes expériences dans le sport de haut-niveau (joueur et entraîneur), dans l'entreprenariat, afin que cela puisse vous accompagner à vous relever d'un échec douloureux, afin que cela puisse vous permettre de trouver et/ou de retrouver un équilibre émotionnel, afin que cela puisse vous soutenir dans les moments difficiles, afin que cela puisse vous apprendre à vous concentrer sur ce que vous souhaitez obtenir et non sur que vous ne voulez pas, afin que cela puisse vous apprendre à élever votre confiance et votre motivation dans des situations à fortes pressions.

La Méthode

7 étapes pour renforcer votre concentration, élever votre motivation, et accéder à un niveau de Performance supérieur tout en ayant des Etats Emotionnels équilibrés.

1. **Identifier les situations à fortes intensités émotionnelles et vos Axes de Progression**
2. **Définir vos Objectifs à court, à moyen et à long terme ou comment dessiner votre projet avec clarté et précision**
3. **Le Pouvoir de vous Concentrer, qualité déterminante pour obtenir des résultats plus facilement**
4. **Gérer vos Etats Internes (corps-esprit-émotions), étape indispensable pour votre développement**
5. **Vos Systèmes de Valeurs et de Croyances : ou comment apprendre à vous redécouvrir avec Précision**
6. **Votre Communication, techniques hyper-efficaces pour vous affirmer avec Assertivité**
7. **Créer votre (propre) Stratégie Individuelle de préparation invisible, comme un sportif de haut-niveau pour reproduire la Performance de manière régulière**

Julien contacte notre Organisme de formation pour évoquer ses difficultés à rebondir après avoir échoué ses précédentes prises de parole lors des réunions, ainsi qu'à se concentrer face à un événement à fort enjeu. Lors de notre première rencontre, il avance : « Je ressens une forte pression lorsque je dois prendre la parole lors d'une réunion et exprimer mes idées. »

Après ce premier échange, nous fixons un rendez-vous pour la semaine suivante afin de se rencontrer physiquement et d'évoquer plus en détails les différents besoins de Julien. Cette première rencontre nous permettra de faire connaissance et de définir le mode de fonctionnement de l'accompagnement.

Etape 1

Identifier les situations à fortes intensités émotionnelles et vos Axes de Progression

Immédiatement, lors de notre échange durant cette première séance, mon objectif est d'identifier avec clarté et précision le réel besoin de Julien. Lorsque j'écoute Julien pour la première fois, il évoque : « Je vis une forte pression tous les jours dans mon travail. Je suis stressé à longueur de journée et cela me paralyse pour exprimer mes idées lors des réunions avec mes collègues. »

En le questionnant et en approfondissant sa situation, je m'aperçois très rapidement qu'il existe « seulement » deux situations qui déclenchent des états internes destructifs chez lui. En effet, mon travail de coach a été de lui poser les bonnes questions. Et le fait de lui poser les bonnes questions m'a permis d'obtenir les bonnes réponses. En quelques questions, Julien a pris conscience que ce n'est pas son quotidien professionnel qui est paralysant mais « juste » des moments bien précis. Avec Julien, nous avons identifié deux situations bien précises qui provoquent des états internes destructifs : la prise de parole lors des réunions et la communication avec sa hiérarchie.

En utilisant la mnémotechnique QQOQCCP (Qui fait quoi ? Où ? Quand ? Comment ? Combien ? Et pourquoi ?), Julien a réussi à identifier les situations provoquant des états internes destructifs. Et les réponses obtenues lui ont démontrées que finalement, c'est seulement dans deux contextes bien spécifiques qu'un stress négatif apparaissait chez lui. Grâce au questionnement et au dialogue instauré entre Julien et moi, il s'aperçut qu'il assistait à 4 réunions par mois et il devait s'adresser à sa hiérarchie seulement une dizaine de fois par mois également. Et ces entrevues duraient au maximum dix minutes. Il prenait donc conscience que ce n'était pas la totalité de son quotidien professionnel qui provoquait un stress négatif mais seulement deux situations. Afin de renforcer cette prise de conscience, je demande à Julien de calculer combien de temps durent les réunions et les entrevues avec sa hiérarchie :

« Combien d'heures durent chaque réunion et chaque entretien ? »

La réponse de Julien : « J'assiste à quatre réunions par mois, une réunion dure en moyenne une heure. Et chaque entrevue avec mon n+1 dure environ dix minutes. Cela nous fait donc : quatre heures de réunion + 1h40 d'entrevues. »

Le Coach : « Ce que vous me dîtes, vous avez besoin d'être plus à l'aise pendant 5h40. Et cela, durant un mois. Cela équivaut à moins d'une journée de travail si mes calculs sont corrects.

Combien d'heures travaillez-vous par mois ? Et combien représente, en pourcentage, les « heures de stress » par rapport à la totalité d'heures travaillées ? »

Julien réfléchit à ces deux questions et commence à calculer dans sa tête. Sa réponse fut : « Je ressens un stress négatif durant seulement environ 3.5% de mon temps de travail. »

Le Coach : « Et comment se passe les autres 96.5% ? »

Julien : « Je suis très productif et surtout, je prends beaucoup de plaisir ! »

Quelle merveilleuse prise de conscience !

Julien nous avait mandaté pour l'accompagner à améliorer sa gestion du stress et son discours était : « Je ressens un fort stress négatif quand je dois rejoindre mon lieu de travail. »

Le fait de mettre en avant des chiffres permet à Julien de prendre conscience que c'est uniquement dans deux circonstances qu'un stress négatif se déclenche chez lui. Ces chiffres permettent également de démystifier sa situation. Après avoir repérer les différentes situations dans lesquelles Julien ressentait le besoin d'être plus serein et ressentait le besoin de progresser, je lui expliquai le mécanisme du stress (cf. Introduction) et que dorénavant, il est important de se focaliser uniquement sur les facteurs de l'équation et non sur le résultat.

La première étape du Process' est l'identification des situations dans lesquelles vous avez besoin de gagner en sérénité et dans lesquelles vous souhaitez être davantage en confiance. Cette première étape est déterminante pour la suite de votre progression. Cela vous permettra de repérer avec une certaine précision les différentes situations et les différentes raisons pouvant déclencher un stress négatif dans votre travail.

Le questionnement est la première étape pour identifier vos différentes sources de stress. Voici une liste de questions à vous poser pour repérer l'origine de ce stress :
« Quelle est la situation spécifique qui déclenche chez vous des états internes destructifs ? »
« Que représente ces états internes ? »
« De quelles manières définissez-vous ces états internes ? »
« Quels sont les différents facteurs déclenchant ces états internes ? »
« Comment faites-vous pour être dans cet état ? »

« Est-ce un facteur externe ou facteur interne qui provoque cet état ? »

Comme nous l'avons vu dans l'introduction, les états internes destructifs peuvent être provoqués :

- Soit par des facteurs externes comme la perception :
  - ✓ D'objectif trop élevé
  - ✓ Des relations interpersonnelles (oser dire non, négociation, critique, etc...)
  - ✓ De votre organisation (retard, mauvaise gestion du temps et des priorités, etc...)
  - ✓ De la gestion de l'imprévu

- Soit par des facteurs internes comme la perception fragile de :
  - ✓ Vos qualités
  - ✓ Vos capacités
  - ✓ Votre motivation

Le fait d'identifier la situation à améliorer avec précision et clarté vous évitera de mettre des actions en place qui ne seront pas efficaces. Ce premier travail peut paraître quelconque ou ennuyeux et en même temps, il est primordial pour votre évolution professionnelle. Sans ce travail d'expert, car vous rechercherez tous les indices et tous les détails qui vous permettront de changer et de progresser, vous risquez de ne pas identifier vos réels besoins. Et la première étape du Process', c'est de repérer votre besoin réel afin que vous soyez totalement motivé et désireux d'avancer.

« Qu'allez-vous perdre, d'ici un an, trois ans ou cinq ans, en restant toujours dans cette même situation et dans ce même état émotionnel désagréable ? »

Posez-vous cette question, cinq fois, dix fois, vingt fois par jour afin que vous preniez conscience qu'il est important pour votre équilibre émotionnel d'évoluer et de changer la perception de votre réalité.

Etape 2

Définir vos Objectifs à court, à moyen et à long terme ou comment dessiner votre projet avec clarté et précision

Après avoir donné le point de départ de l'accompagnement (identification des contextes déclenchant un stress négatif), il est important de définir une direction claire et précise afin de pouvoir mesurer la progression de Julien. Et cette direction est la définition de l'objectif.

En repérant les deux situations à travailler, Julien modifie son discours de départ qui était : « Je ressens une forte pression lorsque je dois rejoindre mon lieu de travail » qui est dorénavant : « Je ne veux plus être stressé lorsque je dois prendre la parole durant les réunions et lorsque je dois communiquer avec ma hiérarchie. ». Cette déclaration n'est pas une indication suffisamment claire et précise pour avancer et s'améliorer.

Cette deuxième étape est totalement complémentaire à la première. L'objectif que Julien se fixe avec se réalise en huit points. Ce que Julien évoque reste encore trop approximatif pour évoluer de manière spécifique. En définissant clairement votre objectif, cela vous permettra de vous adapter aux exigences et aux changements de votre environnement, de rester motiver quel que soit le contexte, d'avoir une trame pour avancer dans votre projet et de mesurer les actions mises en place.

Pour définir de manière concrète votre objectif, il est déterminant de respecter les huit points qui vont suivre...

Effectivement, la fixation de l'objectif se réalise en huit points. Il est important de respecter ces différents points afin d'identifier l'ensemble de vos capacités et les difficultés éventuelles que vous pourriez rencontrer dans l'atteinte de celui-ci. Le fait de vous fixer un objectif en huit points vous permettra de le clarifier et de savoir avec précision quand vous accéderez au résultat souhaité. Il faut explorer cet environnement pour comprendre ce qu'il s'y joue et comment vous réagirez et interagissez avec celui-ci. Il existe de nombreux avantages à se fixer un objectif.

Pourquoi se fixer un objectif en huit points ?

- ✓ Parce que cette étape vous permettra de clarifier votre objectif et d'avoir une stratégie définie précisément
- ✓ Parce que cette étape vous permettra de savoir où vous en êtes dans la réalisation de votre projet
- ✓ Parce que cette clarification vous permettra de découvrir vos points forts sur lesquels vous pourrez vous appuyer
- ✓ Parce que cette clarification vous permettra de repérer vos freins et vos éventuelles faiblesses
- ✓ Parce que cette étape vous permettra d'obtenir davantage de certitudes
- ✓ Parce que cette étape vous permettra de gagner en sérénité et en confiance
- ✓ Parce que cette étape vous permettra de mesurer votre progression
- ✓ Parce que cette étape vous permettra de vous motiver plus facilement dans des périodes difficiles
- ✓ Parce que cette étape vous permettra de savoir si l'atteinte de votre objectif respectera votre mode de vie
- ✓ Parce que cette étape vous permettra de vous focaliser sur ce que vous recherchez et ce

que vous souhaitez réussir, et non sur ce que vous ne voulez pas
✓ Parce que cette étape vous permettra de vous rassurer lorsque les difficultés apparaîtront
✓ Parce que cette étape vous permettra de développer une attitude positive et dynamique

En revanche, si vous omettez de clarifier votre objectif, il se peut que celui-ci devienne difficile, compliqué voire ennuyeux à atteindre. En effet, comme vous avez pu le voir plus haut, il existe de nombreux avantages à se fixer un objectif. Et il existe également de nombreux désavantages à ne pas clarifier un objectif. Un objectif non clarifié peut déclencher des peurs si celui-ci est trop élevé.

Pour s'adapter aux exigences et aux modifications de votre environnement, vous devez réfléchir et agir de façon à élaborer des stratégies efficaces qui seront traduites en actions.

Ces actions, pour être applicables, doivent être décrites sous la forme d'objectifs à atteindre et répondre à un certain nombre de « critères » dont vous pouvez vérifier la satisfaction grâce à quelques questions qui permettront de valider ces objectifs.

1 - L'objectif doit être formulé positivement
L'objectif à atteindre doit être formulé uniquement avec des termes positifs.
« Que voulez-vous ? »
NON : *Je ne veux pas échouer à mon entretien individuel.*
OUI : Je veux réussir mon entretien.

2 – L'objectif doit être mesurable
« Qu'est-ce qui nous montrera à vous et à moi que vous avez atteint le but que vous vous fixiez ? »

Il doit être mesurable et quantifiable.
« A quoi les autres le verront-ils ? »
NON : Je veux être plus en forme.
OUI : Je veux monter au troisième par les escaliers sans être essoufflé.

3 - L'objectif dépend uniquement de votre ressort
L'objectif nous est personnel et ne dépend que de nous. Nous pouvons difficilement atteindre un objectif dont la réalisation dépend d'une autre personne.
« Cet objectif ne dépend-il que de vous ? »
NON : *Je veux.*
OUI : *Je veux réaliser une formation pour apprendre à gérer mon stress.*

4 - L'objectif dépend d'un comportement positif et optimiste
Inconsciemment, vous pouvez vous mettre des barrières et des freins pour réaliser votre projet. Ceci peut entrainer un comportement négatif et défaitiste.
« Je serai incapable d'atteindre mon objectif ! Je manque de compétences dans le domaine. »
Sans aucune raison apparente, vous pouvez développer certains freins.
Pour surmonter ces différentes croyances, ces différents obstacles internes ou externes, vous devrez effriter ces comportements barrières, ces auto-sabotages (cf. Etape 5).

5 - L'objectif doit être réaliste et réalisable
L'objectif doit tenir compte de ce qui peut être réellement faisable, respectant les règles de la science.

A exclure :
Miracle, exploit surhumain, et tout autre projet de même nature.

6 - L'objectif doit respecter les avantages de l'Etat Présent et votre écologie.

Les avantages de l'Etat Présent (Etat présent = situation actuelle)

L'état désiré permet de conserver les bénéfices secondaires positifs qui accompagnent l'Etat Présent.

Dans la situation actuelle que vous vivez, il peut y avoir des avantages, malgré que vous souhaitiez changer de situation.

Ces avantages que vous avez aujourd'hui peuvent ne pas être présents dans la situation ou dans le projet que vous souhaitez obtenir ou réussir. Ces avantages, s'appellent « les bénéfices secondaires de la situation (Etat) Présente ».

Les négliger, c'est prendre le risque de les voir à un moment ou l'autre faire obstacle à la réalisation de l'objectif.

Cela peut être conscient ou inconscient. Identifiez les avantages de l'Etat Présent.

Qu'est-ce que vous appréciez dans la situation présente ?

« Bien que vous soyez sur un projet de changement, que voudriez-vous garder si vous le pouviez de la situation présente ? »

Soyez créatif(ve) et exhaustif(ve).

Il peut y avoir des bénéfices secondaires (des avantages) à l'Etat Présent et dans l'Etat Désiré, seront-ils encore présents ? Vérifiez si les avantages secondaires, absents dans la situation future seront un « manque » pour vous.

« Si vous êtes amené à être absent une semaine par mois après avoir réalisé votre projet, est-ce que cela aura des répercussions négatives sur votre vie de famille ? Comment pourriez-vous faire pour compenser cet état de fait ? »

« Que pourriez-vous mettre en place pour obtenir et minimiser cet avantage ? »

« Si vous atteignez votre objectif de changer de poste, aurez-vous autant de temps pour vous ? »

Votre écologie (écologie = respect de votre mode de vie)

Le but doit être cohérent avec votre fonctionnement global, alors nous disons qu'il est écologique.

« De quoi avez-vous besoin pour atteindre cet objectif ? »

Ecologie interne : pour vous.

« Y a-t-il des inconvénients pour vous si vous atteignez cet objectif ? »

Ecologie externe : les réseaux familiaux, professionnels, sociaux, dans lesquels il est inséré.

« Vous avez un projet mais celui-ci implique-t-il des changements, des prises de risques pour votre environnement ? »

« Votre environnement vous est-il favorable ? »

« Y a-t-il des inconvénients pour votre famille si vous atteignez votre objectif ? »

7 - L'objectif doit être motivant

L'idée même de le réaliser est à elle seule source de motivation et d'envie. La notion de plaisir est présente dans l'objectif, c'est réjouissant, épanouissant de l'atteindre.

« Qu'est-ce que cela vous apportera une fois que vous avez réalisé votre projet ? »

Cette question permet de vérifier votre motivation. Vous devez avoir « les yeux qui brillent » à l'énoncer de votre projet.

8 - L'objectif doit avoir une butée dans le temps
Il est évident que la notion de temps influe grandement dans les options et stratégies à mettre en place pour atteindre l'objectif.
« Je veux devenir manager. »
Si vous voulez devenir manager dans 3 mois, ou si vous souhaitez le devenir dans 5 ans, si l'objectif reste le même, les actions à mettre en place seront différentes.

Le plan se décline en objectifs opérationnels qui respectent les critères d'un objectif bien structuré.

Un tel objectif est :
- ✓ Formulé positivement
- ✓ Vérifiable et observable
- ✓ Du ressort du sujet
- ✓ Comportement positif
- ✓ Réaliste et réalisable
- ✓ Respectueux des avantages de l'Etat Présent et Ecologique
- ✓ Motivant
- ✓ Temps

Etape 3

Le Pouvoir de vous Concentrer, qualité déterminante pour obtenir des résultats plus facilement

Julien : « Durant certaines réunions, et lorsque je ressens un stress négatif assez intense, il m'arrive de perdre le fil du sujet de la réunion. Je ne suis pas du tout concentré sur la réunion car beaucoup de pensées sont présentes dans mon esprit. »

Le Coach : « Quels sont ces types de pensées ? » lui demande-je.

Julien : « Je suis tellement stressé que mes pensées sont toutes négatives. Je me dis que si je dois prendre la parole, je vais encore passer pour un moins que rien, que personne ne m'écoutera... »

Le Coach : « Et donc, que se passe-t-il exactement lorsque vous êtes amené prendre la parole durant les réunions ? »

Julien : « Il se passe que tous ce que je pense se réalisent. »

Le Coach : « Pouvez-vous me définir avec exactitude ces différentes pensées ? »

Julien : « Bien sûr ! J'ai peur du regard des autres, d'être critiqué et je ressens un complexe d'infériorité par rapport aux personnes qui assistent à la réunion. »

Le Coach : « Ce que vous me dîtes, c'est que vous focalisez toute votre énergie sur ces différentes pensées, et en même temps, vous souhaitez être plus en confiance et plus à l'aise lorsque vous voulez prendre la parole, est-ce bien cela ? »

Julien : « Oui, c'est tout-à-fait cela. Pourquoi pense-je à des pensées négatives ? »

Le Coach : « Pour développer et renforcer votre pouvoir de concentration, il est important de comprendre, dans un premier temps, le mécanisme de la concentration. Mais avant de vous expliquer ce mécanisme, connaissez-vous le dicton : *« Qui cherche, trouve ? »* car ce que vous venez d'évoquer respecte entièrement ce dicton. Pour en savoir plus, je vais vous définir ce qu'est le pouvoir de concentration... »

« Je ne comprends pas. Animer une réunion, je l'ai fait une dizaine de fois et pourtant, aujourd'hui, je n'ai pas été très pertinent, je n'ai pas été très clair dans mes propos. Je n'étais pas pleinement concentré sur le sujet. »

« J'ai réalisé une mauvaise performance car je n'étais pas concentré sur mon match. Je pensais au match de la semaine prochaine qui est plus important que le match de ce soir. »

Avez-vous déjà entendu, durant votre quotidien, ce type de discours ? Il est fort probable que oui. Cela se produit assez souvent qu'un sportif de haut-niveau ou qu'un manager tienne ce genre d'argumentaire.

Lorsque nous échouons, nous remettons (très souvent) la faute de cet échec à cause d'un manque de concentration. En effet, lorsque nous manquons de concentration, il est très difficile de réussir à atteindre un objectif.
Vu de l'extérieur, il peut paraître surprenant de ne pas être concentré à 100% pendant un match ou pendant une réunion. Surtout si nous sommes l'acteur principal. Et lorsque nous « manquons de concentration », le premier critère qui revient à chaque fois est le manque d'envie. Mais objectivement, est-ce vraiment le manque d'envie qui provoque ce « manque de concentration » ? Nous sommes tous d'accord que ce n'est pas uniquement un manque d'envie qui déclenche ce « manque de concentration ». D'autres facteurs sont sources d'une

concentration négative. Oui, je dis bien : « *CONCENTRATION NEGATIVE* ». Il est important de savoir que notre cerveau ne peut pas ne pas se concentrer. Car quoi qu'il se passe, notre focalisation est indéniablement dirigée sur quelque chose.

En fin de compte, la Concentration, cela signifie quoi exactement ?

La Concentration est l'attention, le fait de mobiliser ses facultés mentales sur un sujet et une action.
La Concentration est l'une des grandes capacités mentales qui permet de traiter, d'organiser et d'acquérir des informations qui influenceront par la suite nos comportements.

La Concentration est de posséder les Capacités Mentales à diriger vos Pensées sur l'action que vous souhaitez réussir à l'Instant Présent.

Mes expériences dans le Sport de Haut-Niveau m'ont amené à identifier 2 types de Concentration :

1. La *Concentration Positive*, c'est avoir cette impression de posséder les Ressources Externes nécessaires pour réussir ce que vous entreprenez, donc toutes vos Pensées vont se diriger sur les actions à réaliser à l'Instant Présent.

2. La *Concentration Négative*, c'est toujours avoir cette impression de ne pas posséder les Ressources Externes nécessaires pour réussir ce que vous entreprenez, donc toutes vos Pensées vont se diriger de partout sauf sur les actions à réaliser à l'Instant Présent.

<u>Info importante</u> : Cela signifie que le manque de concentration n'existe pas. Lorsque vous mettez en avant un manque de concentration lors d'un échec, c'est simplement le fait que vos Pensées n'étaient pas focalisées sur la bonne chose, que vos Pensées n'étaient pas concentrées sur ce que vous souhaitiez obtenir. Et ce changement de vocabulaire est déterminant afin d'améliorer votre Pouvoir de Concentration. En effet, quand vous évoquez le terme « manque », cela signifie que votre concentration est totalement absente :

=> Absence de concentration = devoir créer la concentration pour l'obtenir = comment créer une concentration (comment créer quelque chose d'invisible) ? = MISSION IMPOSSIBLE.

Voilà le raisonnement que beaucoup d'entre vous mettent en place. Sauf que l'absence de concentration est irréelle. Il s'agit surtout d'une concentration négative, d'une concentration fragile. Il est important d'utiliser le terme « négatif », « fragile » ou « à améliorer » à la place de « manque » car il est plus facile de changer, de modifier quelque chose que de la créer. Par conséquent, vous obtenez donc :

Concentration Négative = Concentration existante et perfectible = comment changer et modifier votre pouvoir de concentration ? = Concentration POSSIBLE et REALISABLE

« Qu'est-ce qui provoque cette concentration négative ? »
« Quelles sont les causes de cette concentration négative ? »

« Quelles sont les raisons que par moment, vous avez une concentration positive, et durant d'autres moments, vous avez une concentration négative ? »

Les réponses se trouvent dans les différentes définitions de la Concentration.

Qu'en est-il du rapport entre le stress négatif et la concentration ?
Est-ce un stress négatif qui provoque une concentration négative ou est-ce une concentration négative qui déclenche un stress négatif ?

Votre niveau de performance réside dans le pouvoir de vous concentrer pleinement sur votre objectif, sur vos qualités, sur vos compétences, sur vos motivations. La concentration est le résultat final de l'équation suivante :

Objectif (étape 2) + Etat corps-esprit-émotion (étape 4) + Degré d'Estime de Soi & de Confiance en Soi (étape 5) + Affirmation de Soi (étape 6) = CONCENTRATION

Sans un pouvoir de concentration extrêmement fort, il est strictement impossible d'obtenir des résultats élevés et surtout, il est impossible d'améliorer vos performances.
Si un des facteurs de l'équation n'est pas validé complètement ou reste fragile, il sera impossible pour vous d'être concentré à 100% sur ce que vous entreprendrez sur le moyen et le long terme, et surtout si vos objectifs s'annoncent difficiles. Tôt ou tard, votre énergie se dirigera sur vos éventuelles faiblesses. Et que se passe-t-il quand vous concentrez votre énergie sur vos points faibles (sur

vos peurs par exemple) ? Vous perdez confiance en vous, et sans confiance, votre réussite s'écrira en pointillée...

En revanche, il est tout-à-fait possible de réussir en n'étant pas concentré à 100%. Sauf que cette réussite sera quelconque et sur une durée très courte.

Que recherchez-vous ? Une grande réussite à long terme ou une réussite quelconque à court terme ? Rien de grand n'a été réalisé avec un pouvoir de focalisation fragile et d'une faible intensité.

Souvent, lorsque « tout » nous réussi, nous avons l'impression de ne pas être concentré. Et je dis bien : « l'impression ». Car cela n'est qu'une impression. Si nous faisons un arrêt sur image sur votre attitude et vos actions que vous mettez en place, vous pouvez remarquer que toutes les étapes du Process' sont totalement validées : votre objectif est clair, net et précis ; votre état corps-esprit-émotion est positif ; vos degrés d'estime de soi et de confiance en soi sont fortement développés ; vous arrivez à vous affirmer avec facilité. Dès lors, votre niveau de concentration sera de 100%. Lorsque vous êtes dans cet état de « plénitude », tout devient possible et réalisable.

Comment apprendre à vous concentrer ?
Comment améliorer votre pouvoir de concentration ?

Pour réussir dans vos différents projets personnels et professionnels, il est important d'entrer dans cet état de « plénitude » de manière consciente afin de pouvoir contrôler vos pensées, vos comportements et vos gestes.

Votre objectif est de trouver ou de retrouver ce niveau de concentration, et quelle que soit la situation vécue dans votre quotidien.

Pour cela, il est capital de respecter et de renforcer toutes les étapes du Process'.

« Cela vous est-il déjà arrivé de réussir ce que vous avez entrepris en ayant « l'impression » que tout était « facile » ?

Replongez-vous dans ce moment et répondez aux questions :

Votre objectif était-il clair, net et précis ?

Étiez-vous dans un état corps-esprit-émotion positif ?

Vos degrés d'estime de soi et de confiance en soi étaient-ils élevés ?

Sur quoi votre énergie était-elle dirigée ?

A quoi pensiez-vous durant ce moment précis ?

Cette impression de « facilité » apparaît lorsque vous êtes pleinement concentré sur votre sujet. Vous avez « l'impression » d'appartenir à ce moment présent, le passé et le futur n'existent pas, vous êtes totalement focalisé sur vos gestes, votre posture, votre attitude, vous êtes présent mentalement et physiquement sur votre sujet.

Atteindre ce niveau de concentration permet de réaliser de merveilleuses choses. Il n'est pas difficile d'atteindre un tel degré de concentration. Cela vous est déjà arrivé et j'en suis persuadé. Ce fut certainement inconsciemment et en même temps, vous savez que c'est du domaine du réalisable. Le but est de vous mettre à cette hauteur de focalisation de manière consciente. Et il est largement faisable d'y arriver en respectant, tout simplement, les différentes étapes du Process'. La concentration est le RESULTAT de l'équation suivante :

Objectif clair, net et précis + Etat corps-esprit-émotion positif + Degré d'estime de soi et de confiance en soi élevés + Assertivité développée = CONCENTRATION à 100%

Je vous invite maintenant à identifier une situation professionnelle dans laquelle vous rencontrez de grosses difficultés et que vous n'arrivez pas à les résoudre. Ensuite, répondez à ces questions et soyez honnête :
Sur quoi vous concentrez-vous lorsque vous êtes dans ce genre de problème ?
A quoi pensez-vous exactement ?
Sur quoi se dirige votre énergie quand vous avez peur ?

Les sources d'une concentration négative
Il existe différentes raisons qui font que votre concentration peut vous mettre en échec. En effet, une concentration négative peut provenir :
- ✓ De fatigues mentales et physiques
- ✓ De la présence d'un stress négatif
- ✓ D'un manque de motivation, perte d'intérêt
- ✓ D'absence de plaisir
- ✓ De la présence d'émotions désagréables (peur, colère, tristesse, rejet, honte...)
- ✓ D'un manque de confiance
- ✓ De croyances limitantes
- ✓ D'objectifs irréalisables
- ✓ D'une mauvaise alimentation (faim, avoir trop mangé, etc...)

Il se peut que vous puissiez être efficace et productif sans être concentré à 100% ou en étant fatigué mentalement par exemple. Par contre, votre productivité sera très limitée dans le temps et aura des conséquences négatives sur le long terme.

Comment se focaliser sur une action ?
Pour mobiliser vos facultés de concentration, il est important :
- ✓ D'écrire vos objectifs sur un support
- ✓ De supprimer tous vos doutes, tous vos risques
- ✓ D'identifier vos valeurs
- ✓ De renforcer votre confiance
- ✓ De développer un dialogue intérieur ultra-positif
- ✓ D'aligner vos valeurs avec vos actions
- ✓ D'être motivé(e)
- ✓ D'être engagé(e) émotionnellement
- ✓ De réaliser des exercices de concentration
- ✓ De faire une chose à la fois
- ✓ D'établir un plan stratégique pour aller d'un point A à un point B

La formation réticulée : votre système de suivi
Chaque seconde, environ deux milliards de données entrent dans votre organisme par l'intermédiaire de vos 5 sens.

Pour préserver votre santé mentale, ce déluge est filtré par un réseau de neurones afin qu'une seule minuscule partie de ces informations parvienne à votre cerveau.

Ce réseau est la formation réticulée, qui fonctionne comme une antenne, repérant les stimuli et avertissant votre cerveau pour qu'il y prête attention. La formation réticulée ne laisse pénétrer que les données répondant à au moins un de ces critères suivants :

> *C'est important pour votre survie*
> *Cela a un caractère nouveau*
> *Cela a un contenu émotionnel élevé*

Voici différents exercices pour renforcer votre Pouvoir de Concentration :

✓ Vous répéter mentalement les tables de multiplication, de division, de soustraction et d'addition

✓ Fixer un objet et rien que l'objet : zoomez sur un objet neutre pendant vingt secondes. Scrutez tous les détails, les contours, les formes, les couleurs et pensez uniquement à cet objet. Augmentez au fur et à mesure le temps de fixation

✓ Fixer l'objet puis son environnement : fixez un objet sans trop s'y attarder (environ quinze secondes) puis examinez ce qui l'environne (mur, plante, table, tableau, etc...)

✓ Vous concentrer sur votre respiration : inspirez et expirez à un rythme normal dix fois de suite en restant attentif à votre souffle

✓ Apprendre un nouveau mot et le rechercher à chaque fois que vous lisez

La technique la plus puissante pour changer son point de focalisation est le pouvoir des questions !

« La force est dans la focalisation. Et le focus est contrôlé par les questions que l'on se pose. Si vous changez les questions, de manière continue, une fois ne suffit pas, vous obtiendrez des réponses différentes. »
Tony ROBBINS

Les Questions sont l'outil par excellence. Vos questions déterminent vos pensées qui déterminent vos comportements et vos paroles. Pour changer votre perception, vous devez modifier vos questions habituelles. Les questions permettent de modifier votre perception et par conséquent, la façon dont vous vous sentez.

Questions à vous poser :
« COMMENT ... ? »
« QU'EST-CE ... ? »
« QUELLES (QUELS) ... ? »
Ces types de questions permettent de vous concentrer sur la Solution et l'Avenir.

Questions à éviter (voire à supprimer) :
« POURQUOI ... ? ».
Il est capital d'éviter voire de supprimer les questions commençant par « Pourquoi ». Le « Pourquoi » entraîne la justification, crée le doute et favorise l'apparition des excuses.
Le « Pourquoi » nous renvoie dans le passé et sur la cause. Et lorsque vous voulez avancer, regarder derrière est la pire solution pour échouer et pour continuer à échouer.

Il existe une seule situation durant laquelle se demander « pourquoi » est constructif. Cette situation est lorsque nous réussissons. Le fait de se demander « pourquoi ai-je réussi ? » nous permet de prendre conscience des actions mises en place qui nous ont permises de connaitre cette réussite.

Etape 4

Gérer vos Etats Internes (corps-esprit-émotions), étape indispensable pour votre développement

Julien : « Durant les réunions, je sens monter le stress en moi, et mes peurs apparaissent en même temps. Je perds toutes mes capacités et de ce fait, je n'ose plus prendre la parole. »

Le Coach : « Qu'est-ce que vous vous dîtes exactement à ce moment précis ? »

Julien prit cinq minutes pour réfléchir avant de trouver sa réponse : « J'ai peur de prendre la parole car au moment où je souhaite parler, je me dis intérieurement : « Comme je n'ai pas fait d'études supérieures et que toutes les personnes présentes à la réunion possèdent plus d'expériences que moi, mes idées seront nulles et je passerai pour un idiot. »

Le Coach : « Êtes-vous sûr de ce que vous avancez ? »

Julien : « Non, je n'en suis pas sûr mais je crois que j'ai raison car lors de ma première réunion, j'avais pris la parole et personne ne m'avait écouté. »

Le Coach : « Parce que vous auriez aimé être écouté davantage lors de votre première prise de parole, vous croyez, dorénavant, que par la suite, personne ne vous écoutera quand vous devrez prendre la parole, est-ce bien cela ? »

Julien : « Oui, c'est exactement ça ! »

Ce que Julien met en avant sont ses croyances. Car à aucun moment, il ne peut m'apporter une preuve concrète de ce qu'il avance. Et ces croyances sont limitantes car cela l'empêche de s'exprimer librement, avec forces et convictions.

Avec les questions que je lui pose, Julien prend conscience qu'il généralise cette situation. Je lui explique également que l'être humain a tendance à généraliser une situation à partir du moment qu'il vit cette situation avec un caractère émotionnel très intense. Et que cela soit une émotion agréable ou désagréable.

Julien : « Que faire pour changer ces croyances limitantes ? »

Le Coach : « Ce qui est important, dans votre situation, est de transformer les croyances limitantes en croyances dynamisantes. Comme vous l'avez appris à travers l'étape 3, la peur est un facteur de déconcentration. Donc, pour diriger vos pensées sur le côté positif, il est déterminant de transformer une croyance limitante en une croyance ressourçante. Et d'après la précédente étape, vous avez repéré trois causes qui provoquent une concentration négative : le complexe d'infériorité, la peur du regard des autres et la peur d'être critiqué. »

Julien : « Alors, que faut-il faire pour diriger sa concentration sur le positif et non sur le négatif ? »

Le Coach : « Avant d'aller plus loin, il est capital de comprendre le mécanisme d'une émotion... »

« La qualité de votre vie dépend de la qualité de vos émotions que vous vivez chaque jour, chaque heure, chaque minute. »

Comme vous pouvez le savoir, votre corps, votre esprit et vos émotions sont tous rattachés l'un à l'autre.

Dans une même situation, vous ne pouvez pas vivre un moment de joie en étant dans un état d'esprit négatif et en ayant le dos voûté. Et inversement, il est impossible d'être triste, de penser à un moment merveilleux et d'être dynamique en même temps. Au bout d'un certain temps, un de ces trois états prendra le dessus et les deux autres états se synchroniseront sur le premier.

« Pouvez-vous pleurer en étant dans un état d'esprit positif et en faisant de la corde à sauter ? »

Impossible vous me direz. Dans cette situation, soit votre tristesse disparaîtra et vous continuerez à être positif et à faire de la corde à sauter, soit vous continuerez à être triste et dans ce cas présent, vous arrêterez de faire de la corde à sauter et vous ne pourrez pas être dans un état d'esprit positif.

Testez-le et voyez les résultats que vous obtenez. C'est pour cela que je vous invite à pratiquer une activité sportive lorsque des émotions désagréables apparaissent chez vous. Le fait de mettre votre corps en mouvement vous permettra de libérer ces émotions destructives et de retrouver un certain bien-être à court terme.

Pour changer vos émotions, changez votre façon de bouger et de vous déplacer !

Donc, dans ce chapitre, nous évoquerons dans un premier temps, l'importance des mouvements de notre corps, puis dans un second temps, nous verrons l'importance de notre état d'esprit, et pour terminer, nous étudierons l'importance de notre état émotionnel.

<u>Votre état corporel</u>
Les mouvements de votre corps sont en relations directs avec votre d'état d'esprit et avec votre état émotionnel. Vous verrez dans la partie « état émotionnel » que vos émotions sont directement liées aux mouvements de votre corps.

« Vous est-il déjà arrivé de rien avoir envie faire ? Si oui, dans quel état d'esprit étiez-vous ? Dans quel état émotionnel étiez-vous ? »

Vous êtes apathique, flemmard, statique. Vous pensez à des choses négatives, et au niveau émotionnel, vous êtes défaitiste ou même triste.

« Et inversement, quand vous bougez, lorsque vous mettez en place de nombreuses actions, comment vous sentez-vous ? »

Vous vous sentez dynamique, motivé(e), envie de réussir. Et je suis certain que vous êtes dans un état d'esprit positif.

Certainement que vous avez déjà vécu ces différentes situations.

Un moyen hyper-efficace pour sortir d'un état émotionnel désagréable est la pratique d'une activité sportive. En effet, ce moyen vous permettra de retrouver des émotions plus agréables à court terme. Les mouvements de votre corps vous permettront d'être dynamique et auront des conséquences positives directes sur vos émotions. Il se peut que cela soit efficace aussi sur votre état d'esprit et en même temps, il en faudra davantage pour être dans un état d'esprit positif à moyen et à long terme (voir paragraphe sur l'état d'esprit).

Surprenez-vous à observer les mouvements de votre corps lorsque vous avez peur durant une situation.

Comme vous le savez, la peur paralyse, elle vous rend statique. Vos mouvements sont lents, voire absents. Et comment vous sentez-vous à ce moment précis ? Dans quel état d'esprit êtes-vous ?

Je vous invite donc, lorsque vous êtes dans des émotions désagréables, à bouger, à marcher, à mettre en place des actions physiques, même très petites, afin de mettre votre corps en mouvement pour que celui-ci influence vos émotions.

<u>Votre état d'esprit</u>
L'état d'esprit correspond à votre façon de penser, à votre façon de réfléchir, à votre manière de réagir face telle ou telle situation, à votre façon de vous comporter, à votre façon de communiquer...
L'état d'esprit est, selon mes expériences de sportif de haut niveau, le facteur capital et déterminant dans la manière de vous comporter, dans la façon de penser, et dans la manière réaliser et réussir vos projets.
Sans un état d'esprit positif, même en bougeant et en étant dans un état émotionnel positif, vous perdrez en efficacité et en performance à long terme. A court terme, un état émotionnel positif et un comportement positif seront suffisant pour réussir. Mais quel est le plus important ? De réussir à court terme ou de réussir à long terme ?

Comme vous pouvez le savoir, votre comportement est dicté par vos pensées et vos pensées sont influencées par votre état d'esprit.

Vous souhaitez vivre des moments intenses dans votre vie ? Alors je vous invite à vous mettre dans un état d'esprit ultra-positif afin que celui-ci vous oriente vers des pensées positives pour que ces pensées influencent positivement vos comportements.
Vous allez me dire : « Mais comment faire pour se mettre dans un état positif ? » C'est une excellente question.
L'outil par excellence pour changer son point de focalisation est le questionnement. Le focus est contrôlé par les questions que vous vous posez. Si vous changez la question, une fois ne suffit mais de manière continue, vous obtiendrez des réponses

différentes. Votre énergie se dirige là où votre cerveau se focalise. En vous concentrant sur des choses positives, vous obtiendrez des réponses positives. Et inversement, en vous concentrant sur des choses négatives, vous obtiendrez des réponses négatives.

LA FORCE EST DANS LA FOCALISATION.

Voici deux questions très efficaces à se poser qui vous permettront de trouver ou de retrouver un état d'esprit positif :
« DE QUOI POURRIEZ-VOUS ÊTRE FIER(E) SI VOUS LE VOULIEZ ? »
« ET QUE RESSENTEZ-VOUS QUAND VOUS VOUS CONCENTREZ SUR CETTE FIERTE ? »

Il est capital de garder à l'esprit les réponses que vous avez obtenues afin de faire face aux différents problèmes, aux différents obstacles que vous pouvez rencontrer dans votre vie. Cela vous permettra de vous focaliser sur les choses qui vous feront avancer, sur les choses qui vous motiveront pour réussir...

<u>Votre état émotionnel</u>
Le mot « émotion » provient du mot français « émouvoir ». Il est basé sur le latin *emovere*, dont *e-* (variante de *ex-*) signifie « hors de » et *movere* signifie « mouvement ».
Votre état émotionnel correspond à vos différents états internes comme votre état de stress, votre état de peur, votre état de colère, votre état de tristesse ou même votre état de joie. Comme vous avez pu le constater dans l'introduction, le stress est le résultat de la perception de la situation qui est entrain de se

dérouler et de la perception de vos capacités à y répondre.

Et l'émotion, comment pouvons-nous la définir ? Nous pouvons définir l'émotion de la même manière : une émotion est une réaction psychologique et physique à une situation. Elle a d'abord une manifestation interne et génère une réaction extérieure. Elle est provoquée par la confrontation de notre perception intérieure face à notre perception extérieure.

La perception intérieure est définie par la perception de nos capacités (capacités mentales, confiance en soi, estime de soi, affirmation de soi, motivation, concentration) et la perception extérieure est définie par la perception de la réalité.

En cela, une émotion est différente d'une sensation, laquelle est la conséquence physique directe (relation à la température, à la texture...). La sensation est directement associée à la perception sensorielle. La sensation est par conséquent physique. Quant à la différence entre émotion et sentiment, celle-ci réside dans le fait que le sentiment ne présente pas une manifestation réactionnelle. Néanmoins, une accumulation de sentiments peut générer des états émotionnels (source wikipédia).

Il existe quatre émotions de base : la joie, la colère, la peur et la tristesse toutes les autres en sont composées de quelques de ces quatre ou bien en sont des espèces.

Pour se servir de vos émotions efficacement, il est intéressant de comprendre qu'elles agissent toutes dans votre intérêt.

Il est primordial d'apprendre de vos émotions et de vous en servir pour obtenir des résultats concrets.

Pour connaître vos émotions efficacement, il faut connaître la signification de chacune d'entre elles afin de déterminer avec précision quelle émotion prédomine à l'instant présent.

Sachez qu'en supprimant vos émotions et en essayant de nier leur existence ou en les exagérant et en laissant dominer votre vie, vous gaspillerez l'une des plus précieuses ressources dont vous disposez.

Les émotions que vous éprouvez sont un don, un soutien, une ligne directrice et un appel à l'action.

Vous êtes la source de vos émotions ; c'est vous qui les avez créées. Et pourtant, vous pouvez toujours vous sentir exactement comme vous avez envie de vous sentir, que ce soit positif ou négatif.

Vous n'avez pas besoin de raison particulière pour vous sentir bien ; vous pouvez décider à l'instant de vous sentir bien, simplement parce que vous êtes en vie, parce que vous le désirez.

Nombreux sont ceux qui ont appris à avoir honte de leurs émotions, surtout celles qui sont désagréables ou destructives. Nous apprenons à les craindre.

La solution à ce dilemme est simple et facile, mais contraire à l'intuition, car elle parait paradoxale et contradictoire : c'est d'accepter toutes vos émotions, de les vivre, de les apprécier, de chercher à les comprendre, de les accueillir et de les célébrer.

Dans ce livre, nous traiterons uniquement les deux émotions désagréables les plus présentes : la peur et la colère.

Le terme le plus important à retenir dans les définitions du « stress » et de l'« émotion » est « perception » car la perception est subjective et individuelle. Chaque être humain sur cette Terre développe sa propre perception, sa propre vision de la réalité. Et cette perception de la réalité est construite en rapport à vos expériences de vie, en rapport avec votre éducation, en rapport avec votre culture, en rapport avec vos différents chemins de vie. Chaque personne possède sa propre représentation de la vie. Et souvent, cette représentation se transforme en blocages (lorsqu'elle est négative) et en croyances limitantes ou dynamisantes (cf. Etape 5).

Même si la question « Pourquoi » n'est pas toujours la plus efficace, car elle vous renvoie vers le passé et les causes, dans la gestion de vos émotions, cette question est pertinente car elle vous permet d'obtenir des informations concernant votre situation.

Le questionnement pour maîtriser vos émotions

Un outil puissant pour apprendre à gérer vos émotions est également le pouvoir des questions. Comme pour changer ou modifier votre état d'esprit, l'utilisation des questions est ultra-efficace pour supprimer vos peurs ou vos colères.

<u>Une fois l'émotion accueillie, il existe différents stades à apprécier :</u>

1/ Avoir conscience de la situation et de ce qui vous gène.
Qui est concerné par cette situation ?
De quoi s'agit-il exactement ?
Quand cette situation s'est-elle déroulée ?
Où cette situation s'est-elle déroulée ?

2/ Interpréter la situation que vous vivez
Que pensez-vous de cette situation ?
Est-ce que vous avez déjà été dans cette situation ?
Qu'avez-vous fait ?
Comment cela s'est-il passé ?
Auriez-vous pu agir différemment ?
Quelle leçon pouvez-vous tirer de cette situation pour vous assurer qu'elle ne se reproduise plus jamais ?

3/ Identifier les conséquences
Qu'est-ce qui fait que vous voyez les choses de cette façon ?
N'y a-t-il pas une autre façon de voir les choses ?
Pourrait-il en être autrement ?
Etes-vous réellement impliqué(e) ?

L'information la plus importante, la plus déterminante dans l'état émotionnel est que c'est l'être humain lui-même qui crée et qui développe son état émotionnel. Cet état émotionnel est formé par l'expérience de la personne. C'est l'être humain lui-même qui est responsable de son état émotionnel, qui imagine son état de bien-être ou de mal-être.

La Peur

La peur est un état d'esprit, et un état d'esprit peut se contrôler et se diriger. Il existe six types de peur. Il y a la peur de :

- ✓ La pauvreté
- ✓ La critique
- ✓ La maladie
- ✓ De perdre l'objet de son amour
- ✓ De la vieillesse
- ✓ De la mort

Les trois premières sont à l'origine de presque tous les tourments. Les peurs qui n'ont pas été mentionnées ici se rattachent d'une façon ou d'une autre à ces formes fondamentales de la peur.

Il faut savoir que tout être humain est capable de contrôler entièrement son esprit. La nature a doté l'homme d'un contrôle absolu sur une chose, une seule : SON ESPRIT.

La peur paralyse la raison, détruit l'imagination, tue la confiance en soi, mine l'enthousiasme, décourage l'initiative, conduit à l'incertitude et pousse à l'hésitation. Elle efface tout le charme d'une personnalité, détruit toute possibilité d'une pensée juste, détourne toute concentration vers l'effort ; elle vainc la persévérance, annihile la volonté, écarte toute ambition, obscurcit la mémoire et engendre l'échec ; elle tue l'amour et assassine les plus beaux sentiments, décourage l'amitié, attire le désastre sous des centaines de formes, conduit à l'insomnie, à la misère et au malheur et tout cela dans un monde où afflue tout ce que le cœur peut désirer sans autre obstacle entre ces désirs et nous-mêmes que l'absence d'un but précis.

Dans votre quotidien, les différentes peurs que vous pouvez ressentir sont la peur :

- ✓ D'échouer
- ✓ De prendre des décisions
- ✓ De prendre des initiatives
- ✓ D'être critiqué(e)
- ✓ De réussir
- ✓ De prendre la parole (en public)
- ✓ D'oser dire non
- ✓ D'être jugé(e)

Toutes ces peurs se rattachent à une peur bien spécifique : la peur de la critique. Les effets de cette peur sont contraires à la réussite. La peur de la critique enlève à l'homme toute initiative, détruit son imagination, limite son individualité, lui ôte toute confiance en soi et le diminue de cent autres façons. La critique est une forme de service que l'on a tendance à trop dispenser. Ses indices les plus importants sont :

<u>Le manque d'assurance</u> : la nervosité, la timidité dans la conversation et dans les rapports avec des étrangers par des mouvements gauches des mains et des jambes ;

<u>Le manque d'équilibre</u> : inaptitude à contrôler sa voix, la nervosité en présence de tiers, un relâchement des attitudes corporelles, une mémoire défaillante ;

<u>Le manque de personnalité</u> : incapacité de prendre des décisions fermes, manque de charme personnel et d'habilité à exprimer des opinions définitives. Contourner les difficultés au lieu de les affronter, être toujours d'accord avec les autres sans se donner la peine d'établir ses propres opinions ;

<u>Le complexe d'infériorité</u> : l'habitude de se féliciter de ses paroles et de ses actes pour cacher son sentiment profond d'infériorité ; utiliser des grands mots pour impressionner les autres ; imiter les autres dans leur façon de s'habiller, de s'exprimer, de se tenir ; se vanter de succès imaginaire, ce qui ressemble parfois à un complexe de supériorité ;

<u>Le manque d'initiative</u> : l'impossibilité de saisir l'avancement qui se présente, la peur d'exprimer ses opinions, le manque de confiance en ses propres idées, les réponses évasives aux questions posées par ses supérieurs, le manque d'assurance dans son comportement et ses paroles ;

<u>Le manque d'ambition</u> : la paresse mentale et physique, la tiédeur, la lenteur de prendre des décisions, être trop facilement influençable, l'habitude de critiquer les autres derrière leur dos et les flatter en face ; l'habitude d'accepter la défaite sans protester ou d'abandonner une entreprise que les autres condamnent ; suspecter les autres sans cause ; refuser de reconnaître ses erreurs.

Il est important de savoir que le contraire de la peur est la confiance.

Souvenez-vous d'une situation dans laquelle vous avez ressenti de la peur. Et à ce moment précis, de quoi auriez-vous besoin pour être davantage rassuré(e) ?

« Pourquoi avais-je eu peur lors du dernier conflit avec l'un de mes collaborateurs ? De quoi aurais-je eu besoin pour être rassuré(e), pour être en confiance ? »

La réponse à cette question peut être : « J'aurais eu besoin de savoir m'affirmer en toute sérénité. »

L'information la plus importante dans cette réponse est l'affirmation de soi.

Dans cette situation, les différents moyens pour gérer vos peurs sont de :
- ✓ Changer ou de modifier votre état d'esprit (voir plus haut)
- ✓ Développer votre affirmation de soi. Nous y reviendrons plus en détails dans les deux chapitres suivants avec la Pyramide de la Confiance en Soi
- ✓ Développer votre affirmation de soi et de modifier votre état d'esprit
- ✓ Vous poser les bonnes questions

« Sachant que vous ne pouvez pas changer le contexte ou l'environnement d'une situation, que devez-vous donc améliorer ou changer afin de ne plus avoir peur ? »

La majorité de ce paragraphe sur la peur est issue du livre de Napoleon Hill, « Réfléchissez et devenez riche ». Un livre extraordinaire, riche d'enseignements et de partages d'expériences. A lire à volonté et sans modération.

La Colère
La colère est la réaction que vous avez lorsque vos valeurs n'ont pas été respectées, lorsque vos valeurs ont été bafouées. Pour savoir si vos valeurs ont été bafouées, il est important de les connaître et de les apprendre par cœur. Vos valeurs sont la boussole de votre vie. Ce sont elles qui vous guident dans vos choix, dans vos prises de décisions. Elles sont en rapport directes avec l'estime de soi. Pour cela, vous

verrez plus en détails dans le chapitre suivant comment identifier vos valeurs.

Ainsi, pour gérer les différentes colères que vous ressentez dans votre quotidien, il est important d'identifier dans un premier temps, quelle est la valeur qui n'a pas été respectée ? Puis, dans un second temps, d'utiliser les différents moyens employer pour gérer vos peurs comme de :
Vous poser les bonnes questions
Changer ou de modifier votre état d'esprit
Vous concentrer sur des choses positives, sur des choses qui vous font avancer et non stagner ou reculer

Souvenez-vous d'une situation dans laquelle vous avez ressenti une forte colère.
« Qu'est-ce qui vous a mis dans cette colère ? »
« Quelle valeur n'a pas été respectée ? »

Ensuite, je vous invite à mettre en place les différents moyens comme :
- ✓ Vous poser les questions du paragraphe « Le questionnement pour l'émotion »
- ✓ Changer ou modifier votre état d'esprit
- ✓ Développer et renforcer votre estime, votre confiance et votre assertivité

La mise en place de ces outils vous permettront d'élever votre force mentale, de solidifier votre caractère. Ainsi, vous pourrez comprendre plus facilement la critique ou d'accepter votre colère « plus facilement pour passer à autre chose plus rapidement ».

Perception de la réalité = ENVIRONNEMENT = prise de parole en public, négociation, traiter un conflit, prendre une décision, etc...

Perception des capacités = MOI = votre estime, votre confiance, votre assertivité (affirmation de soi), votre concentration, votre motivation...

Afin de créer une émotion agréable, il est donc capital de modifier votre perception de la réalité. Et cette perception de la réalité ne peut être modifiée uniquement à partir du moment où la perception de vos capacités s'est améliorée ou a changé.

« Donc, que vous reste-t-il à mettre en place afin de changer et d'améliorer la perception de vos capacités ? »

Oui, je suis persuadé que vous l'avez deviné. L'étape déterminante afin de se sentir dans un état corps-esprit-émotion ultra-positif est de développer et de renforcer votre estime, votre confiance et votre assertivité (affirmation de soi).

Mais comment développer et renforcer ces différentes compétences ?

Nous allons le travailler dans le prochain chapitre...

Etape 5

Vos Systèmes de Valeurs
et de Croyances, ou comment apprendre à vous (re-)découvrir avec Clarté et Précision

Julien : « D'après le mécanisme de l'émotion, il est indispensable que je renforce ma confiance afin de supprimer les différentes peurs qui sont présentes en moi ? »

Le Coach : « Exactement Julien. Et pour rappel, ce besoin de gagner en confiance concerne uniquement les deux situations mises en avant : prendre la parole lors des réunions et communiquer avec votre hiérarchie. Mais avant de commencer ce travail de renforcement de la confiance en soi, quelle définition avez-vous de la confiance ? »

Julien (hésitant) : « Pour moi, la confiance en soi est une qualité qui permet de réussir. »

Le Coach : « La confiance en soi permet effectivement de réussir mais n'est pas une qualité. Afin d'élever votre niveau de confiance, je vous invite à réaliser le premier exercice qui est de définir votre système de valeurs et votre système de croyances...

Cette cinquième étape est une phase primordiale et déterminante afin d'être serein(e) dans la réalisation de vos projets professionnels et personnels. Cette étape consiste à développer, à améliorer et à renforcer dans un premier temps votre estime que vous avez de vous-même et dans un second temps, la confiance que vous possédez en vous. Vous allez me demander : « Pourquoi évoquez-vous l'estime de soi et la confiance en soi alors que le titre du chapitre est : Vos systèmes de valeurs et de croyances ? ». C'est une excellente question. Il se peut que vous connaissiez déjà la réponse sinon lisez ce qui suit. Ces informations capitales ne sont pas assez répandues et c'est certainement pour cela que la peur de l'échec, la peur de la réussite, le syndrome de l'imposteur ou encore le complexe d'infériorité sont fortement présents dans l'état d'esprit de beaucoup de personnes. Voici deux définitions très simples afin de comprendre facilement et rapidement le sujet de ce merveilleux chapitre.

Il est important de connaitre le processus afin d'améliorer votre estime, votre confiance et votre affirmation de soi. Pour cela, nous utiliserons la Pyramide de la Confiance en soi.

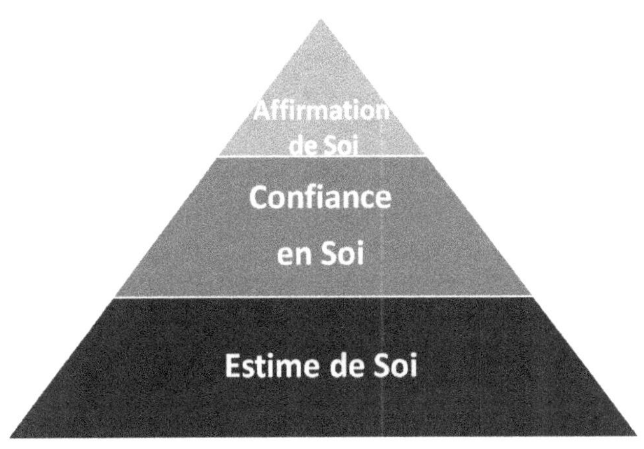

LA PYRAMIDE DE LA CONFIANCE EN SOI

D'après la Pyramide de la Confiance et pour un épanouissement personnel et professionnel à court, à moyen et à long terme, le premier travail à réaliser est de développer l'estime de soi, ensuite la confiance en soi, et pour terminer, l'affirmation de soi.

En effet, bien souvent, il nous arrive d'évoquer un manque de confiance lorsque nous échouons ou lorsque nous avons des difficultés à atteindre un objectif.

Mais votre échec, est-ce du à une mauvaise estime, à un manque de confiance ou à une difficulté à vous affirmer ?

Il est primordial de savoir faire la différence entre ces trois domaines car chacun n'ont pas les mêmes définitions et en même temps, les trois sont en rapport direct.

Par exemple, il est impossible de s'affirmer avec assertivité si vous manquez de confiance en vous.

Même chose, votre confiance ne peut être renforcée qu'à partir du moment vous êtes en haute estime de vous-même.

L'Estime de soi, Fondation de chaque Projet.

Imaginez que vous construisez votre maison avec des murs en béton et un toit solide sur une plage de sable fin, au bord de l'océan.

Que se passera-t-il lorsque les vagues frapperont trois, dix fois, cent fois votre maison ?

Nous sommes d'accord, elle sera démolit sans trop de difficultés car sa base manquerait de solidification.

Et imaginez votre maison représentant votre personne ; la plage de sable, votre estime ; les murs, votre confiance et le toit, votre affirmation.

Que se passera-t-il lorsque votre environnement (les vagues) deviendra compliqué, difficile ou même exécrable ? Nous sommes encore d'accord. Vous perdrez en efficacité et en productivité.

Pour cela, il est capital d'améliorer dans un premier temps, votre estime, ensuite, votre confiance et pour terminer, votre affirmation (cf. Etape 6).

PS : Si vous souhaitez ne pas vous réaliser personnellement et professionnellement à moyen et à long terme, il est tout à fait possible d'être performant à court terme sans que ces trois facteurs soient fortement développé.

Même si dans ce chapitre nous évoquerons en priorité l'estime de soi et la confiance en soi dans le travail, vous vous apercevrez qu'il se peut que le manque d'estime ou le manque de confiance n'est pas uniquement lié à votre travail mais cela peut être lié à vos autres domaines de vie comme le domaine familiale, le domaine financier ou encore le domaine social.

Pour rappel, nous possédons sept domaines de vie : professionnel, couple et famille, santé, développement intellectuel, social, financier et spirituel.

Par exemple, vous avez des soucis de santé (domaine personnel) et dans votre couple, vous êtes proche de la séparation. Par rapport à ces deux facteurs, il est possible que cela puisse avoir des répercussions négatives dans votre travail. Nous pourrons, dans ce cas, parler d'effet domino. Effectivement, les domaines de vie dans lesquels vous avez des difficultés d'épanouissements peuvent avoir des conséquences néfastes sur d'autres domaines de vie.
Et la bonne nouvelle, cela fonctionne aussi dans le chemin inverse. Vous pouvez vous appuyer sur des domaines de vie dans lesquels vous êtes totalement épanoui(e) afin que dans le (les) domaine(s) où vous avez besoin de progresser ou de trouver un équilibre

émotionnel, vous trouvez des ressources nécessaires pour réussir.

Le fait d'être épanoui(e) dans votre vie de famille vous permettra de (re)trouver des forces et des motivations afin de réussir au niveau professionnel.
Par exemple, l'envie de partir en vacances avec votre femme et vos enfants vous pousse à travailler encore plus pour gagner davantage de primes.

Les VALEURS, en fin de compte, c'est quoi ?
Les valeurs sont les éléments clés qui conditionnent vos comportements et constituent vos facteurs de motivations et de démotivations inconscients.
C'est à cause ou grâce à vos valeurs que vous agissez. Une fois que vous avez agi, vous utilisez ces valeurs pour juger si cette action est bonne ou mauvaise. Les valeurs sont une véritable boussole de votre vie. Une valeur se renforce avec une expérience forte ou avec plusieurs expériences légères.
Une valeur définit ce qui est important pour une meilleure qualité de vie. Certaines valeurs sont ressourçantes, d'autres sont limitantes. Elles s'appliquent à soi et aux autres.

Par exemple, si le travail est important pour vous, vous pouvez décider de faire des heures supplémentaires pour vous sentir bien dans votre peau.

Les valeurs ont des répercussions sur le choix de vos amis et vos partenaires, des types de produits que vous consommez, des intérêts que vous poursuivez ou sur la façon dont vous passez votre temps libre.

Quel est le rapport direct entre vos Valeurs et votre Estime ?

L'Estime de soi est un terme désignant le jugement ou l'évaluation que vous faites en rapport à vos propres VALEURS.
Lorsque vous accomplissez une chose que vous pensez valable, vous ressentez une valorisation.
Et lorsque vous évaluez vos actions comme étant en opposition à vos valeurs, vous réagissez comme « baissant dans votre estime ».
L'Estime de Soi est à distinguer de la « Confiance en Soi » qui, bien que liée à la première, est en rapport avec des capacités plus qu'avec des valeurs.

Le développement de votre estime permet un sentiment de mieux-être face à vous-même. Elle augmente votre sentiment de valeur et d'utilité. Elle vous permet :
De faciliter les relations avec autrui, d'entrer en contact plus facilement avec les gens
D'avoir une plus grande sécurité émotionnelle, c'est-à-dire l'acceptation de vous-même, une plus grande tolérance à la vie, aux frustrations
De donner une perception plus réaliste de vos aptitudes, de vos qualités
Une plus grande connaissance de vous-même, un plus grand sens de l'humour et la capacité de rire de vous-même, de ce qui vous appartient

Comment découvrir votre Système de Valeurs ?

Avant de découvrir votre système de valeurs, il est important de savoir que :
Vos valeurs peuvent évoluer tout au long de votre vie

Ce qui était vrai à 20 ans peut être différent à 40 ou 50 ans

Vos valeurs peuvent rester les mêmes durant tout une vie mais leur niveau d'importance peut sensiblement varier.

Vos valeurs peuvent être différentes d'un domaine de vie par rapport à un autre.

Vos valeurs vous permettent de vous motiver, de lever certains freins dans l'atteinte de votre projet, de faire des choix, de prendre des décisions, de passer à l'action…

Voici un moyen hyper-efficace pour découvrir votre système de valeurs :

1/ Choisir votre domaine de vie :
Le domaine professionnel (par exemple)

2/ Vous demander :
« Qu'est-ce qui est important pour moi dans le travail ? »
« Quelle est la dernière situation qui m'a mis en colère dans mon travail ? Quelle en est la cause ? »

3/ Définir spécifiquement chaque valeur que vous possédez dans chacun des domaines de vie. Chacune de vos valeurs seront donc définies par des règles. En effet, les valeurs que vous possédez peuvent avoir plusieurs significations. Par exemple, la liberté au travail signifie pour vous, commencer votre journée quand vous le souhaitez à partir du moment que vous atteignez votre objectif. En revanche, la liberté au travail pour votre boss signifie peut-être de pouvoir prendre des décisions sans le concerter. Il est important de considérer les règles de chaque valeur de votre entourage afin de connaitre son mode de fonctionnement.

Je vous propose ci-dessous une méthode simple et efficace afin de développer et renforcer votre estime :

1. Apprendre vos valeurs et les règles qui les composent par cœur

2. Mettre en place des actions qui sont en rapport avec vos valeurs. Cela vous permettra d'obtenir davantage de reconnaissance et de valorisation personnelle

3. Dissocier votre comportement de votre personne lorsque vous échouez. Ce n'est pas vous le (la) fautif(ve) mais l'action que vous avez mise en place

Exemple : Par rapport à un échec lors du dernier entretien de vente.

Il se peut qu'à la sortie de l'entretien, vous vous dîtes : « J'ai été trop nul(le) ! ». Dans cette affirmation, vous mettez en cause votre personne dans sa globalité. En l'occurrence, ce n'est pas votre personne qui est en cause mais le comportement ou les actions que vous avez mises en place durant l'entretien qui sont à améliorer : « *Le traitement des objections n'a pas été efficace lors de cet entretien. Lors du prochain entretien, il est important que je sois plus efficace sur les objections.* ». Finalement, dans cet exemple, c'est « juste » le traitement des objections qui est à améliorer et non l'entretien en totalité.

« Durant ma carrière, il m'est arrivé de réaliser de piètres prestations. Au lieu d'analyser chaque action du match, j'analysais la personne que j'étais et non les comportements que j'avais mis en place pour obtenir ce niveau de performance. Et comme je me focalisais uniquement sur le négatif, je considérais que j'avais été nul. »

Le fait de ne pas dissocier ma personne de mes actions affaiblissait mon estime. Par conséquent, je remettais en doute l'ensemble de mes qualités ce qui avait un impact négatif énorme sur l'estime que je me portais.

Une fois ce travail réalisé, il est très important de retenir et d'apprendre vos valeurs. Ce travail vous permettra de renforcer votre estime, de prendre conscience que les actions que vous réalisez sont en rapport avec vos valeurs, de vous motiver dans des périodes moins faciles, de lever certains freins à des moments décisifs, de prendre des décisions quand le choix s'avéra primordial...

Les CROYANCES, en fin de compte, c'est quoi ?
Une croyance est une certitude plus ou moins grande par laquelle l'esprit admet la vérité ou la réalité de quelque chose sans en apporter la preuve concrète. Vos croyances sont tissées à partir de vos expériences passées, positives ou négatives, que vous transformez en généralisation. Elles forment la base de votre réalité et influent sur votre comportement. Toutes vos actions découlent de vos croyances.

> *« Ce ne sont pas les événements de notre vie*
> *qui nous influencent, mais nos croyances. »*
> A.Robbins

Vos croyances ont un pouvoir de destruction ou de création. Poussées à l'extrême, elles peuvent avoir un pouvoir de vie et de mort sur vous. Elles peuvent vous aider à être en bonne santé, riche et heureux ou vous laisser dans un mal-être, la pauvreté et le malheur.

Il n'y a pas de croyances positives ou négatives mais nous possédons des croyances dynamisantes ou ressourçantes.
S'il existe des croyances dynamisantes vous permettant de vous assumer, il en existe également des limitantes qui vous font fuir vos responsabilités.
Sachez qu'une croyance limitante est peut-être tapie dans l'ombre si vous vous surprenez à utiliser des expressions telles que : *à chaque fois, impossible, devrais, ne devrais pas, pourrais, ne pourrais pas, il faudrait ou il ne faudrait pas.*

Comme le disait Henry Ford, *« que vous vous sentiez capable de faire quelque chose ou que vous vous en sentiez incapable, vous avez toujours raison.»*

L'important, n'est pas la croyance que vous avez sur vous-même, les autres ou le monde, mais ce vers quoi cette croyance vous conduit dans la vie concernant le plan émotionnel (qualité de vie intérieure) et/ou le plan comportemental (vos résultats dans la vie). Au fond, l'important n'est pas la croyance mais ce qu'elle va permettre ou non.

<u>Quel est le rapport direct entre vos croyances et votre confiance ?</u>

La Confiance en Soi est la capacité mentale à réaliser vos actions face à une situation précise.
La Confiance en Soi est la conscience que vous avez de vos propres valeurs et dans lesquels vous puisez une certaine assurance.
C'est une qualité pour développer une assurance inébranlable.
La Confiance en Soi est en rapport direct avec vos CROYANCES.

<u>Comment découvrir votre Système de Croyances ?</u>
Il est important de garder à l'esprit que vous êtes une seule et unique personne. Et quel que soit votre domaine de vie, vous êtes encore cette même personne. Votre corps, votre esprit et vos émotions ne font qu'un. Il est strictement impossible, et je répète, il est impossible de dissocier ces trois aspects. Il est impossible de pleurer et de courir en même temps. Soit vous continuerez à pleurer, soit vous continuerez à courir. Mais pas les deux en même temps.

Recentrons-nous sur le sujet de départ qui est en lien avec la Concentration. Dans l'introduction, nous avons évoqué le Pouvoir de Concentration et son Mécanisme. Nous avons également développé la notion du Stress. Pour mémo, le stress est le résultat de deux perceptions : la perception de nos capacités (état d'esprit, confiance, estime, confiance...) et la perception de la situation qui est entrain de se jouer (animer une réunion, oser dire non à son manager, prendre la parole devant son boss...). S'il y a une différence entre ces perceptions et que la balance penche du côté de la perception de la situation, un stress négatif apparaitra.

Vous trouverez ci-dessous différentes techniques afin d'élever votre niveau de confiance à travers les différents domaines de vie.

Listez et écrivez toutes les compétences que vous possédez (en rapport avec le domaine de vie) et apprenez-les par cœur :

Le fait de lister vos différentes compétences vous permet de les cristalliser et d'en prendre conscience, d'apporter des preuves concrètes de quoi vous êtes capable de faire et de réussir. En apprenant par cœur toutes vos compétences, vous envoyez à votre cerveau des certitudes, des points de références par rapport à ce que vous êtes capable de réussir. Cela vous servira de point d'appui lorsqu'une situation se présentera et lorsque vous aurez besoin de ces compétences spécifiques.

Listez et écrivez toutes les compétences que votre entourage pense que vous possédez (en rapport avec le domaine de vie) et apprenez-les par cœur.
Le fait d'avoir un regard extérieur par rapport à vos compétences vous permet de renforcer et de vous apporter davantage de confiance. Il est toujours agréable d'entendre des compliments nous concernant. Vous ne savez ce que votre entourage pense de vous ? Demandez-leur !

Technique du « petit pas »
Mettre en place des (petits) objectifs qui sont faciles à atteindre. La réussite de ces objectifs vous donnera davantage confiance. Les petites améliorations sont crédibles, et par conséquent, réalisables.

Technique du « Comme si »
Cette technique vise créer un fonctionnement de mise en route de changements, d'apparences modestes et répétés, et dont l'accumulation de résultats finira par produire des changements importants.
Cette technique vous permettra de mettre en place des solutions qui vous sont propres et de ce fait, elles seront mises en place sans « effet de rejet ».

Lorsque vous rencontrez certaines difficultés dans l'accomplissement de vos projets, et que vous ne trouvez pas la solution, posez-vous cette question :
Si la situation à laquelle j'aspire existait déjà, que puis-je faire aujourd'hui de différent de ce que je fais habituellement ?

Avoir une posture dynamique
Le fait d'avoir une posture dynamique donne davantage confiance en soi. Pour cela, je vous invite à relever vos épaules et à contracter vos abdominaux lorsque vous mettez une action en place, lorsque vous marchez, lorsque vous parlez, lorsque vous travaillez ou encore lorsque vous faites du sport.
Avoir le sourire
Le sourire donne confiance. Dites trois fois *« Super »*, en criant, à voix basse ou dans votre tête, et votre sourire apparaitra sur votre visage. Faites-le juste avant un moment important ou lors d'une situation à forte intensité émotionnelle.

Dédramatiser la situation
Il est important de ne pas rechercher la perfection dans les actions que vous mettez en place mais surtout, de donner le Meilleur de vous-même. Donnez-vous le droit à l'erreur, cela vous permettra d'avoir une perception différente de la situation qui est entrain de se jouer.

Avoir une tenue vestimentaire dans laquelle vous êtes à l'aise

Pratiquer des activités sportives (3 à 4 fois par semaine)

Avoir une attitude et un dialogue intérieur positif (cf. Etape 4)

Vous concentrer sur vos points forts (cf. Etape 3)

Vous allez adorez échouer !

Vous alimenter de manière équilibrée (cf. Etape 7)

Respirer de manière consciente (cf. Etape 7)

Votre Communication, techniques hyper-efficaces pour vous affirmer avec Assertivité

Julien : « Durant la dernière réunion, je n'ai pas osé dire non à un collègue pour l'aider à remplir un dossier. Résultat : je n'ai pas eu le temps de boucler un dossier hyper-important et mon patron me l'a fait comprendre. Je n'ai même pas osé expliquer à mon patron les causes du retard. Cela a déclenché en moi beaucoup de stress négatif. »
Le Coach : « Quelles sont les raisons qui vous ont poussées à ne pas oser dire non ? »
Julien : « Je n'ai pas osé dire non car j'ai eu peur de passer pour une personne peu serviable et égoïste. »
Le Coach : « Comme nous l'avons vu dans les étapes 4 et 5, la peur et les croyances sont en lien directs. Avant de pouvoir vous affirmer (sur votre lieu de travail), il est important de développer et d'élever votre degré d'estime et votre niveau de confiance. Car le fait de savoir vous affirmer est le résultat d'une estime de soi et d'une confiance en soi fortement développées. Avant tout, il est indispensable de définir de manière spécifique ce qu'est l'affirmation de soi... »

La situation que Julien a vécue est une situation très répandue dans le monde professionnel et à travers les autres domaines de vie. Sur le moment, aucune conséquence négative ne pourrait apparaître. Et pourtant, cela pourrait avoir des répercussions très négatives à court, à moyen et à long terme.

L'Affirmation de Soi, c'est savoir exprimer :
- ✓ Votre opinion
- ✓ Vos sentiments
- ✓ Vos besoins
- ✓ Ce que vous ressentez

L'affirmation de soi est une attitude intérieure qui consiste à croire que vous avez une valeur.

C'est le pouvoir d'agir face à vos besoins, à votre environnement.

L'affirmation de soi consiste en une attitude qui vous permet d'exprimer clairement vos opinions, vos sentiments et vos besoins. C'est une manière de communiquer à votre environnement (professionnel, conjoint, famille, amis, etc.) ce que vous ressentez, ce que vous voulez.

Vous affirmer, avoir de l'assurance, est infaillible pour accroître vos capacités à faire face. C'est une manière efficace de communiquer en étant capable de dire ce que vous pensez, ressentez ou voulez. C'est également la capacité de comprendre le point de vue de votre interlocuteur. En cas de situation gênante, cela permet de négocier et d'aboutir à un compromis acceptable par les deux parties en utilisant entre autres les techniques de la communication non-violente. Vous êtes tous, à un degré ou un autre, capables de vous affirmer. Cependant, vous pouvez apprendre à mieux communiquer avec une affirmation de soi développée.

Il est possible d'assimiler l'affirmation de soi à l'ASSERTIVITE. Le mot assertivité vient de l'anglais *assertiveness*, substantif formé à partir du verbe « to assert » : affirmer, assertion, s'affirmer, défendre ses droits, défendre son opinion. *Assertiveness* peut se traduire en français par *affirmation de soi*. (source wikipédia)

L'assertivité n'est pas une technique de communication mais une attitude, un comportement. Elle permet de développer des techniques de communication. C'est un moyen pour prendre la parole en public, pour oser dire non, pour animer une réunion ou encore émettre une critique.

L'Assertivité est l'art de s'exprimer sans soumission, ni agression.

L'affirmation de soi ne peut être renforcée qu'à partir du moment où vous avez une haute estime et une forte confiance. Comme vous avez pu le voir dans le chapitre précédent avec la pyramide de la confiance en soi, il est capital de suivre et de respecter les trois étapes de cette pyramide pour le développement professionnel et personnel.

Effectivement, pour vous affirmer et oser dire ce que vous ressentez sans avoir peur et sans être stressé(e), il est primordial de renforcer votre estime dans un premier temps, ensuite, de consolider votre confiance dans un second temps, et pour finir, de développer votre affirmation.

Le fait de dire ce que vous pensez, ce que vous ressentez permet d'être en harmonie avec vous-même.

Il est tout à fait possible de savoir vous affirmer dans votre vie familiale et d'avoir des difficultés à le faire dans votre travail.

Quelles sont les compétences requises pour savoir communiquer efficacement dans n'importe quelle situation ?
- ✓ L'écoute proactive
- ✓ Les Techniques de communication verbale et non-verbale
- ✓ La Communication Non-Violente

- ✓ La Reformulation
- ✓ La Programmation Neuro-Linguistique
- ✓ L'Analyse Transactionnelle
- ✓ La Proxémie

Ces différentes techniques ne peuvent être utilisées de façon efficace uniquement dans la mesure où l'estime de soi et la confiance en soi sont suffisamment développées.

En effet, comme nous l'indique la Pyramide de la Confiance en Soi (cf. étape 5), sans estime de soi et sans confiance en soi, il est très compliqué voire impossible de pouvoir vous affirmer et être assertif(ve).

Il ne sert à rien d'utiliser ces différentes techniques si votre estime et votre confiance sont faibles et fragiles. Ce serait une perte de temps et le stress négatif se développerait encore plus.

Cette étape est davantage du ressort du domaine technique que de la partie mentale d'une performance. J'ai souhaité intégrer des techniques de communication dans la méthode car il est impossible de ne pas communiquer. La communication est indéniable dans votre quotidien. Quoi que vous fassiez, quoi que vous disiez, quoi que vous entendiez, vous communiquez. Vous communiquez également même si aucun son et aucun mot ne sont émis de votre bouche. Vous parlez à travers vos gestes, votre attitude, votre comportement. Il est tout-à-fait possible de reconnaitre une personne qui est en colère ou qui est joyeuse sans même qu'elle prononce un seul mot.

Qu'est-ce que la communication ?

La **Communication** est l'action, le fait de communiquer, d'établir une relation avec autrui, de transmettre quelque chose à quelqu'un, l'ensemble des moyens et techniques permettant la diffusion d'un message auprès d'une audience plus ou moins vaste et hétérogène et l'action pour quelqu'un, une entreprise d'informer et de promouvoir son activité auprès du public, d'entretenir son image, par tout procédé médiatique. Pour l'école de Palo Alto, la communication est fondamentale et essentielle pour l'homme : « *On ne peut pas ne pas communiquer* ». Que l'on se taise ou que l'on parle, tout est communication. Nos gestes, notre posture, nos mimiques, notre façon d'être, notre façon de dire, notre façon de ne pas dire, toutes ces choses « *parlent* » à notre récepteur.

Il existe deux types de communication :

✔ La Communication Verbale : elle passe par le verbale. C'est un ensemble de mots émis dans le but d'établir une communication avec autrui.

✔ La Communication Non-Verbale : on définit en premier lieu la communication non-verbale à travers le corps, la posture, les gestes, le ton de voix ou encore les différentes expressions du visage.

Utiliser une communication efficace et adéquate permet de transformer votre stress négatif en un stress positif. En effet, l'apparition d'un stress néfaste peut être la conséquence d'une mauvaise relation avec votre interlocuteur. La relation, dans ce cas présent, est assimilée au mode de communication, donc aux techniques de communication employées.

« Ne pas oser dire non » ou un conflit avec une personne peut déclencher un stress négatif et par conséquent, vous gâcher la journée. L'amélioration du mode de votre communication et une affirmation de soi plus développée vous permettra de pouvoir vous affirmer davantage ou de gérer des conflits, et ainsi de mieux canaliser votre stress.

Que cela soit pour vous faire comprendre, pour émettre une critique, pour accepter une remarque, pour entrer en contact avec une nouvelle personne ou encore pour garder ce contact, la communication est le premier moyen de satisfaire ce besoin.

N'éprouvez-vous pas une grande satisfaction que de vous faire comprendre par la personne avec qui vous discutez ?

N'est-ce pas fabuleux d'être en harmonie avec elle à travers les paroles et les gestes ?

N'est-ce pas agréable de discuter avec légèreté avec votre interlocuteur ?

Avez-vous la sensation d'être dans un état de stress lorsque la communication se déroule comme vous le voulez ?

Comment gérer au mieux votre stress afin de faire face à ces situations qui peuvent être délicates pour votre bien-être ?

Tout simplement, en ayant un mode de communication développé, idéal et séduisant.

Il existe de nombreuses situations dans lesquelles la communication déclenche un stress négatif (voir par ailleurs).

Communication = Création d'un rapport

Le mot *rapport* appartient à la même famille étymologique que le verbe *rapporter*. Le dictionnaire donne la définition suivante : « relation entre des personnes, des groupes, des pays ». Il s'agit d'établir une relation bilatérale. Vous savez qu'une telle relation existe lorsque vous ressentez une véritable confiance, un vrai respect envers l'autre personne, lorsque vous nouez le contact avec quelqu'un en étant à l'aise, quelles que soient les différences existant entre vous, et lorsque vous sentez que vous écoutez l'autre et que vous êtes écouté.

Dans vos vies personnelle et professionnelle, le rapport est la clé du succès et de l'influence. Il s'agit d'apprécier et de côtoyer les différences. Grâce au rapport, les choses se font bien plus facilement. Cela signifie que vous pouvez servir un excellent service clientèle aux autres et que vous appréciez également de pouvoir en bénéficier. Et pour terminer, il vous fait économiser du temps, de l'argent et de l'énergie. C'est un mode de vie sans stress tout simplement génial.

Techniques de base pour établir un bon rapport

En fondant toute relation sur un rapport correctement établi, il est plus facile de trouver des solutions et d'avancer en cas de sujets épineux à aborder. Heureusement, établir un rapport s'apprend. Il existe différents éléments pour le mettre en place :

- ✓ Les lieux et les personnes que vous fréquentez
- ✓ Votre apparence, votre discours et votre comportement
- ✓ Vos compétences acquises

✓ Vos valeurs
✓ Vos croyances
✓ Vos Projets Inspirants
✓ En étant vous-même

De plus, un bon rapport diminue le stress. Une mauvaise relation entraîne chez l'homme une réaction de stress. Qui ne souhaiterait pas communiquer avec légèreté avec son interlocuteur ? La communication est la base d'une relation amoureuse, amicale, familiale ou encore professionnelle. Lorsque vous êtes en désaccord avec votre conjoint, que la conversation se dégrade et prend une direction désastreuse, cela provoque un stress néfaste. Dans le domaine professionnel, il est très important de savoir accepter une critique de la part d'un collègue ou de votre N+1, même si celle-ci n'est pas constructive. De plus, être critiqué(e) déclenche bien souvent un mécontentement qui se transforme en stress. Le fait de savoir accepter une critique en la reformulant et en faisant une proposition acceptable et négociable vous permettra de mieux gérer votre stress.

De plus, pour vous faire comprendre plus facilement et discuter avec efficacité, l'utilisation du même type de communication que son interlocuteur vous permettra d'établir le rapport quand vous le souhaitez.

La Roue de la Communication et l'établissement du rapport

Le professeur Mehrabian de l'Université de Californie de Los Angeles (UCLA) a étudié l'impact et les réponses à une communication en face à face. Ses conclusions laissent penser que votre influence dépend de trois facteurs : votre attitude, votre voix et votre discours. Ses recherches ont permis de définir l'impact de la communication, illustré par la roue de la communication : 55% le langage corporel, 38 % la qualité de la voix et 7% des mots utilisés.

En termes d'établissement de rapport, vous êtes le message. Et il est important que toutes les parties de vous-même fonctionnent en totale harmonie : les mots, les images et les sons. Si vous n'avez pas l'air d'avoir confiance, si vous ne croyez pas en votre message, les autres le percevront et l'entendront et de ce fait, ils ne vous écouteront pas.

LA ROUE DE LA COMMUNICATION

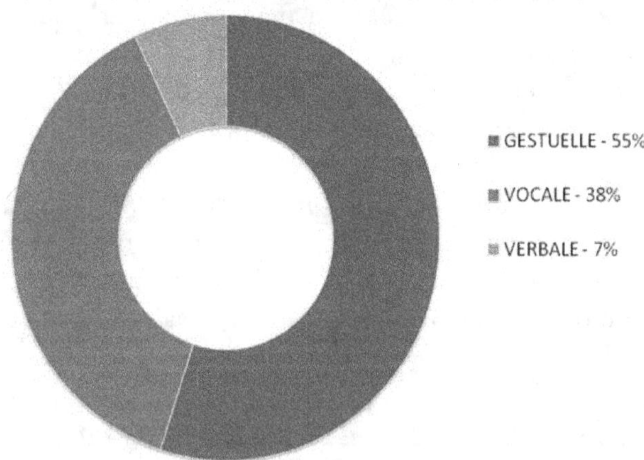

<u>*Quelques situations qui peuvent déclencher un stress négatif :*</u>
- ✓ Discuter avec votre N+1
- ✓ Emettre une critique
- ✓ Ne pas oser dire non
- ✓ Etablir un nouveau contact
- ✓ Prendre la parole en public ou lors d'une réunion
- ✓ Avoir une discussion sensible avec votre conjoint ou votre ami
- ✓ Négocier un contrat
- ✓ Peur de ne pas être compris par votre interlocuteur
- ✓ Accepter une critique
- ✓ Avoir une conversation avec une personne importante
- ✓ Renouer un contact
- ✓ Rompre un rapport

Afin de communiquer avec assertivité, je vous invite à utiliser la technique qui suit. Cette technique vous permettra de gérer positivement une remarque, de gérer des situations conflictuelles, d'émettre une critique constructive, de comprendre plus facilement votre interlocuteur, de négocier un contrat ou encore, de demander une faveur importante.

La technique dont je parle est la technique DESC. Comme vous pouvez le savoir, cette technique vous permettra de mettre en place une communication fluide. Cela vous permettra également de vous exprimer de manière claire, concise et simple.

« Être assertif, c'est oser être soi ! Être assertif, c'est aussi gagner de plus en plus en respect de soi, respecter les autres et se faire respecter ! »
Sylvie Grivel

La technique décrite ci-dessous vous explique comment gérer une situation conflictuelle. Cet outil est également efficace dans d'autres situations comme une négociation, faire une demande ou encore proposer une idée.

D : décrire la réalité des faits
L'objectif, dans cette première étape, est de reformuler la demande (la critique) de votre interlocuteur afin de lui montrer que vous l'écoutez et le comprenez.

Pensez à faire définir avec exactitude sa demande.

Expliquez avec des faits concrets et observables une situation ou un comportement problématique.

Cette description doit être simple et sans exagération.

Votre interlocuteur se sentira reconnu, valorisé du fait que vous l'entendez et le comprenez.

E : exprimer vos besoins
Dans cette deuxième étape, vous devez utiliser UNIQUEMENT le « je ». Cela vous permet d'être responsable et engageant face à la situation.

Le fait d'exprimer ses besoins donne de la sincérité à la relation. Mais il faut apprendre à les verbaliser.

Exprimer ses besoins pour gérer un conflit vous permet aussi d'augmenter vos chances d'être entendu et d'encourager votre interlocuteur à coopérer avec vous.

S : suggérer une proposition acceptable et ouverte aux négociations
Cette proposition doit être une vérité et non un sophisme. Votre sincérité doit mettre en confiance votre interlocuteur afin de maîtriser ou d'apaiser ce conflit.

Vous suggérez une solution. Il n'est pas question d'imposer mais au contraire de trouver une solution commune. Vous devez être positif dans vos propos. Ce peut être une modification de comportement, la mise en place d'actions qui visent à régler cette situation.

<u>C : conclure sur des conséquences positives par un accord gagnant / gagnant</u>
Dans cette dernière étape, vous devez vous projeter dans l'avenir avec votre interlocuteur et vous imaginez quelles seraient les conséquences positives si vous mettiez en place les différentes actions. Et inversement, quelles seraient les conséquences si vous ne mettiez pas en place les différentes actions. Gardez à l'esprit que les actions mises en place doivent être bénéfiques pour les deux parties.

Quelques conseils supplémentaires :
- ✓ Ne jamais porter de jugements
- ✓ Traiter le conflit dès que possible
- ✓ Agir à un moment opportun (disponibilité, écoute...)
- ✓ Traiter le conflit en privé
- ✓ Déterminer des scripts selon les situations que vous pouvez rencontrez

Un DESC préparé est un DESC performant !

Etape 7

Créer votre (propre) Stratégie Individuelle de préparation invisible, comme un sportif de haut-niveau pour reproduire la Performance de manière régulière

Le Coach : « Cette 7ᵉ et dernière étape consiste à créer votre propre Stratégie Invisible de réussite. Depuis le début de l'accompagnement, nous étions tournés totalement sur la Préparation Mentale et la Gestion des émotions. Cette étape est davantage tournée sur la préparation « technique ». Elle vous permettra de vous préparer mentalement de manière plus facile et plus rapide. Ce que je vais vous donner sont des outils et des techniques qui vous permettront d'optimiser encore plus vos prises de paroles lors des réunions et lors de vos échanges avec votre hiérarchie. Je tiens à vous préciser que certains outils peuvent ne pas vous convenir. A vous de mettre en place les techniques qui vous semblent les plus efficaces pour vous. Autre chose également très importante : votre stratégie peut et pourra évoluer comme il vous le semble. Elle n'est pas figée et vous pourrez l'améliorer tous les jours. Pensez au mot japonais « KAIZEN », ce qui signifie : « Amélioration continue ».

« Aujourd'hui, nous sommes le fruit de nos habitudes d'hier. Demain, nous serons le fruit de nos habitudes d'aujourd'hui. »

Il y a un mois, j'ai lu un article de Mario MASON sur le site web de Talents-coach.com. Cet article relatait l'interview de l'écrivain Jack Canfield : « Bouillon de Poulet pour l'âme : Des histoires qui réchauffent le coeur et remontent le moral », dans lequel il évoquait un échange avec son mentor Clément Stone.

Jack Canfield : « En 1969, seulement un an après mon bac, j'ai eu la chance de travailler pour W. Clément Stone. A l'époque il était millionnaire, ce qu'il avait fait seul et cumulait une fortune d'une valeur totale de 600 Millions de dollars. Il était aussi le gourou américain le plus important en matière de succès. Il fut également l'éditeur de « Success magazine », l'auteur de **« Le chemin infaillible du succès »** et co-auteur avec Napoleon Hill de : **« Success Through a Positive Mental Attitude ».**

JC : *« A la fin de ma première semaine d'orientation, Monsieur Stone m'a demandé si je prenais la responsabilité de ma vie à 100%. Je pense que oui ai-je répondu. »*

CS : *« Ceci n'est pas une réponse OUI ou NON, jeune homme. Ou tu prends ou tu ne prends pas. »*

JC : *« Euh… Je ne pense pas. »*

CS : *« As-tu jamais blâmé quelqu'un pour n'importe quelle raison dans ta vie ? Ne t'es-tu jamais plains de quoi que ce soit ? »*

JC : *« Euh…oui…je suppose que oui. »*

CS : *« Ne supposes pas, réfléchis ! »*

JC : *« Oui, je l'ai fait. »*

CS : *« Ok alors. Cela signifie que tu ne prends pas à 100% tes responsabilités dans ta vie. La prise de responsabilité de sa vie à 100 % signifie que tu reconnais être l'élément déclencheur de tout ce qui t'arrive. Cela implique que tu comprennes que tu es pleinement responsable de toutes tes actions. Si tu veux réellement réussir, tu devrais donc renoncer à blâmer, à te plaindre et prendre la pleine responsabilité de ta vie – ce qui signifie tous, tant les succès que les échecs. C'est le pré-requis pour créer une vie de succès. C'est seulement en reconnaissant que tu as tous créé jusqu'à maintenant que tu peux t'occuper de la construction de l'avenir que tu désires avoir. Tu comprends cela ? Veux-tu prendre la responsabilité de ta vie à 100% ? »*

JC : *« Oui monsieur, Je le veux ! Et je l'ai fait… »*

Prendre la responsabilité de sa vie à 100 % est un concept très simple mais également très puissant.

Quand nous le faisons nous n'avons pas d'échappatoire. Ce concept nous oblige à « prendre en main » notre agenda afin de commencer à planifier notre avenir.

Cela nous oblige aussi à réfléchir sur ce que nous voulons vraiment et nous aide à élaborer des actions pour accomplir nos objectifs.

De plus, ce concept nous force à faire le bilan de ce que nous avons vraiment fait pour accomplir nos objectifs et à bien distinguer les actions et le « bla, bla, bla…… INUTILE. »

Comme vous avez pu le voir tout au long du Process', quelle que soit la situation, quel que soit le contexte dans lequel vous êtes, vous êtes responsable directement et indirectement des résultats que vous obtenez.

Qu'elles soient positives ou négatives, vos performances sont du ressort de vos Ressources Internes et de vos Ressources Externes. Vous avez vu que 80% de ce que vous obtenez correspond à vos Ressources Internes.

« La haute performance se dessine dans le moindre détail ! »
Steve LEGALLE

L'objectif dans cette dernière étape est de créer une stratégie individuelle invisible efficace afin d'être serein(e), à l'aise et confiant(e) tous les jours. En plus d'avoir des objectifs clarifiés, en plus d'avoir un état corps-esprit-émotion ultra-positif, en plus de posséder des degrés d'estime et de confiance élevés, en plus de savoir vous affirmer sans soumission et sans paillasson, en plus d'être focalisé(e) sur ce que vous souhaitez absolument obtenir, il est déterminant d'être attentif(ve) au moindre détails afin d'augmenter vos atouts pour la réussite de votre projet. Pour cela, il est capital de se créer des rituels, des habitudes afin de renforcer vos Ressources Internes, de mettre en place votre propre stratégie dans le but que celle-ci respecte votre écologie, votre environnement et votre mode de vie.

- ✓ Chercher et trouver un coach / un mentor / un guide

- ✓ Apprendre par cœur vos points forts

- ✓ Capitaliser vos expériences (réussites & échecs)

- ✓ Identifier et supprimer vos auto-sabotages pour garder votre énergie

- ✓ Connaître vos éventuels points faibles et les transformer en points forts

- ✓ Avoir un dialogue intérieur hyper-positif

- ✓ Ecrire vos objectifs sur un support

- ✓ Penser aux bénéfices de votre réussite

- ✓ Pratiquer des activités sportives

- ✓ Vous donner le droit à l'erreur

- ✓ Créer des points d'ancrage

- ✓ Développer votre posture de gagnant

✓ Créer votre club de supporters

Durant la réalisation de vos objectifs, vous allez rencontrer des personnes négatives, des personnes de votre entourage proche et éloigné, qui inconsciemment, vous mettront des barrières mentales qui vous empêcheront d'avancer. Elles vous diront, par exemple :

➢ « Ce projet n'est pas pour toi... »
➢ « Tu n'es pas capable de le réaliser... »
➢ « Redescends sur Terre, arrête de rêver... »

Et bien d'autres phrases de ce type.

A vous d'identifier ces différentes personnes et de les ignorer. Votre club de supporters sera composé uniquement de personnes qui vous apportent de la motivation, de la confiance, de l'envie. Un club uniquement créé avec des personnes sur qui vous pouvez absolument compter dans les moments difficiles, dans des situations à fortes pressions et à forts enjeux.

✓ Votre organisation

Définir votre planning la veille au soir pour le lendemain, d'une semaine à une autre

Identifier les tâches importantes et urgentes des tâches non-importantes et non-urgentes

Privilégier la qualité de travail à la place de la quantité

✓ Faire une pause toutes les 90 minutes

✓ Vous alimenter de manière équilibrée

- ➢ Parce que durant notre sommeil, nous avons accumulé des toxines, l'acidité du jus de citron permettra de « laver » notre corps. Le matin, au réveil, absorber un jus de citron pressé mélangé à de l'eau
- ➢ Parce que notre cerveau se nourrit de glucose et que le glucose se trouve dans les fruits, favoriser l'absorption des fruits à jeun afin qu'une grande quantité de glucose puisse atteindre directement le cerveau
- ➢ Eviter les produits laitiers et les viandes rouges, voire les supprimer de votre alimentation. Opter pour le poisson et les viandes blanches
- ➢ Ne pas mélanger durant le même repas les féculents et les protéines
- ➢ Parce que le corps humain est composé à 80% d'eau, favoriser l'absorption d'aliments riches en eau (légumes, fruits et céréales germées) à chaque repas
- ➢ Pour une meilleure digestion, mâcher ses aliments
- ➢ Parce que le sucre stocke les graisses, stopper les boissons sucrés durant les repas
- ➢ Parce qu'il est préférable de faire des repas légers durant la journée afin de mieux digérer, faire 3 repas légers (petit-déj, déjeuner et dîner) et 2 collations (si besoin) dans la journée

- ✓ Dormir convenablement
  - ➤ S'endormir avant 22h30
  - ➤ Faire une sieste (5 min) si besoin
  - ➤ Manger léger lors du dîner pour une meilleure digestion => meilleur sommeil
  - ➤ Ne pas dîner juste avant de se coucher

- ✓ Penser à respirer

L'oxygène est une nécessité prioritaire pour être en bonne santé et réguler son stress. Un moyen efficace d'oxygéner son corps est la respiration.

<u>2 exercices de respiration :</u>
Aspirer l'air pendant 1T
Retenir l'air pendant 4T
Expirer l'air pendant 2T.

Faire 10 répétitions, 3 fois / jour. Choisir des chiffres atteignables au départ.
Inspirer par le nez et expirer par la bouche autant de fois que vous souhaitez.

- ✓ Ecouter : qualité rare et base d'un échange réussi

L'écoute proactive est un concept développé à partir des travaux du psychologue américain Carl Rogers. Elle est également nommée *écoute bienveillante*. Initialement conçue pour l'accompagnement de l'expression des émotions, elle est opérationnelle dans les situations de face-à-face où le professionnel *écoute activement* l'autre.
L'écoute proactive consiste à mettre en mots les émotions et sentiments exprimés de manière tacite

ou implicite par votre interlocuteur. L'écoute proactive est initialement une technique d'accompagnement.

Pratiquer ce type d'écoute est la base d'une communication efficace et réussie. Elle permet à votre interlocuteur de se décloisonner de ses difficultés et de le prendre dans son ensemble.

L'écoute proactive représente le point de départ de toute sorte de communication réussie. Elle permet de voir en quoi et comment vous pouvez comprendre et aider votre interlocuteur. Elle n'est pas seulement la perception des besoins mais d'abord un comportement à adopter.

Une écoute proactive et concentrée implique que vous écoutez de tout votre être pour développer une *« troisième oreille »* attentive à la fois au contenu et à la structure et entendre non seulement ce qui est dit, et surtout ce qui n'est pas dit.

Une écoute de cette qualité permet à votre interlocuteur de se « sentir entendu et compris » et facilite donc la découverte de ses besoins et de ses demandes.

Que devez-vous percevoir lors d'une bonne écoute ?

- ➢ Ce qui est dit
- ➢ Ce qui n'est pas dit (signes du visage, expressions des yeux, pudeur éventuelle, etc...)
- ➢ Le langage du corps (mouvements, respirations, les mains, bras, les yeux...)
- ➢ Le vocabulaire utilisé

Pratiquez l'écoute proactive durant tous vos échanges (conflits, négociations, motivations, etc...)

afin que ceux-ci soient de qualité. En omettant cette partie, il est possible que vous ne soyez pas synchroniser avec votre interlocuteur et de ce fait, vous perdrez le fil de l'échange, et par conséquent, la communication pourrait devenir médiocre voir nulle.

Conclusion

Il est important que vous suiviez scrupuleusement chaque étape afin de mobiliser vos ressources mentales et émotionnelles. Chaque étape est déterminante pour votre évolution, pour votre changement dans chaque domaine de vie.

Chaque exercice, chaque question, chaque étape doit être réalisée avec sérieux, avec conviction, avec enthousiasme et avec concentration.

Supprimer de votre vocabulaire deux termes qui pourront vous saboter votre mental :
« Espérer » : même si l'espoir peut nous faire avancer, « espérer » est la volonté des faibles, dixit Roger Lannoy.
« Essayer » : c'est faire quelque chose sans prendre le risque de réussir. « Je vais essayer » signifie que « ce n'est pas grave si j'échoue ». Même si l'échec n'existe pas à partir du moment où vous apprenez quelque chose de constructif de la situation, le fait d'utiliser le terme « essayer » vous supprime l'envie et le devoir de réussir. Remplacez-le par *« je veux »* ou *« je compte »*.

Quelle que soit votre éducation, quelle que soit votre culture, quelles que soient vos expériences, quelles que soient vos compétences, vous êtes capable et vous êtes en mesure d'accomplir tout ce que vous entreprenez. Pour cela, il est important que vous soyez confiant(e), que vous soyez persévérant(e) et que restiez concentré(e) sur vos objectifs, sur vos projets. Vous allez rencontrer des difficultés, cela est sûr à 99%. Durant ces différents moments, il sera indispensable de transformer ces difficultés en tremplin, en points d'appui afin de continuer votre ascension pour aller encore plus haut.

« *Un voyage de milles lieues commence toujours par un premier pas.* » Proverbe africain

Mettez des actions en place, même si vous avez l'impression (et rappelez que ce n'est juste une impression) que cette action est dérisoire. Testez les exercices. Mesurez les résultats que vous obtenez. Et changez de stratégies jusqu'à ce que vous obteniez ce que vous voulez.

« Vous pouvez tout accomplir dans la vie si vous avez le courage de le rêver, l'intelligence d'en faire un projet réaliste et la volonté de voir ce projet mener à bien. »
Friedman

Avez-vous 20 ans d'expérience ou avez-vous reproduis 20 fois la même année d'expérience ?

Même si cela peut être paradoxal, il est strictement impossible de réussir sans avoir échoué les fois précédentes. Face à un échec, différentes réactions peuvent apparaître. Et ces réactions sont le résultat de votre attitude mentale du moment où vous vivez cet échec.

Afin de continuer à avancer en direction de votre rêve, la 1ère étape pour rebondir après un échec est d'ACCEPTER cet échec. Oui, effectivement, il est d'une grande importance d'accepter ce résultat, même si celui-ci peut être douloureux au niveau de votre ego, et fragiliser l'image que vous avez de vous-même ainsi que votre confiance.

Pourquoi est-il capital d'accepter un échec ? En 1er lieu, un échec est seulement une étape dans votre cheminement vers la réalisation de votre projet (d'où l'importance de posséder une vision claire, nette et précise => Identité professionnelle). C'est-à-dire, ce n'est pas le résultat final de ton action qui compte, c'est l'interprétation que tu effectues qui est le plus important. Et comme évoqué dans l'article « Le Pouvoir de Concentration », c'est vous et seulement vous qui interprétez l'événement que vous vivez à l'instant présent. Pour cela, reconsidérez cet échec comme un apprentissage, un défi à relever car cela est beaucoup plus stimulant au niveau du cerveau (car l'interprétation est constructive).

Quelle que soit l'intensité de l'échec, quel que soit le nombre d'échec, il est déterminant d'accepter ce que vous vivez car lorsque vous acceptez cet échec, vous dîtes « oui » à la situation, vous dîtes « oui » à cet échec temporaire & naturellement, lorsque vous dîtes « oui » à une situation (et à une personne), votre esprit s'ouvre (qui peut être comparé à un terrain labouré prêt à recevoir des graines pour qu'elles fleurissent).

Quand vous vivez mal l'échec, vous êtes en colère, vous êtes aigri, vous ressentez de la haine, de la tristesse ou même de la honte. Vous rejetez naturellement cette situation, et à ce moment précis, votre esprit se ferme automatiquement. Vous dîtes « non » à la situation. Lorsque votre esprit est fermé, nous pouvons le comparer à un terrain goudronné où il est strictement impossible de planter des graines, et cela, malgré un environnement propice à la réussite (conditions de travail, situation familiale, sécurité financière...).

Comment est-il possible d'accepter un échec ? Ce sont mes expériences de sportif de haut-niveau qui prennent le relais à partir de ce moment (NB : gardien de but au football durant 13 ans).

J'ai accepté mon échec de carrière à partir du moment où j'ai pris conscience que tout les résultats que j'avais obtenus (réussites et échecs), toutes les prestations que j'avais réalisées étaient UNIQUEMENT grâce ou à cause de moi, de mon attitude mentale, de mon comportement. Lorsque j'ai effectué le bilan de ma carrière, je me suis aperçu que le dénominateur commun de cette carrière était une seule et même personne : Moi, Steve LEGALLE. Et quand ce déclic éclaire votre chemin, une toute nouvelle perspective d'évolution se dessine. Lorsque vous prenez conscience de ce dénominateur commun, il est très compliqué de rejeter la faute sur les autres ou sur l'environnement. Il existe deux réactions possibles quand vous vivez un échec : la 1ère est de rejeter la faute sur les autres, le contexte ou encore l'environnement. Et là, vous devenez une belle et vraie victime de la vie. Vous vous racontez à longueur de journée que : « Ce n'est pas de ma faute », « Je suis trop vieux », « Je suis trop petit », « Je n'ai pas de chance », « Personne ne veut m'aider », « C'est la crise économique », « Personne ne veut de moi ». Vous les connaissez ces belles excuses de victime !? La 2ᵉ possibilité (et la plus constructive) est celle de prendre l'entière responsabilité des conditions de votre vie ainsi que des résultats que vous obtenez.

La 2ᵉ étape pour rebondir après un échec est d'être honnête avec vous-même et d'avoir un regard objectif sur votre comportement et votre attitude mis en place pour subir cet échec. Pour cela, il est capital de ne pas juger ce qui vous arrive mais plutôt de porter votre attention sur des faits concrets, ce qui évitera d'être de mauvaise foi ! En effet, il est judicieux de porter votre attention sur des actions mesurables, donc modifiables. Tout ce qui n'est pas mesurable ne peut être changé. Lorsque vous jugez une situation (le jugement est une interprétation et l'interprétation n'est pas mesurable), vous perdez votre objectivité. Votre jugement est basé d'après vos expériences, vos croyances, votre vécu, ou encore d'après votre éducation et votre culture. Cela signifie que vous jugez avec vos « lunettes », avec vos filtres qui sont strictement personnels.

A partir du moment où vous acceptez votre échec et que vous portez un regard objectif sur celui-ci, cet échec se transforme en apprentis-Sage. La 3ᵉ étape pour rebondir après un échec est de trouver une signification constructive à ce qui vous arrive en réalisant un feedback sur les 4 composantes de l'être humain : mental, technique, tactique, physique. Pour rappel, le facteur le plus important afin d'avoir accès à votre savoir-faire, votre stratégie ainsi que votre physique est votre mental. Sans utiliser consciemment cet aspect mental, vous agissez en pilote automatique et si votre programmation mentale est défaillante, l'échec vous tend les bras.

Il est donc judicieux de réaliser un feedback sur ces 4 aspects afin d'identifier la (ou les) difficulté(s) rencontrée(s). Cela peut paraître surprenant pour un non-sportif de haut-niveau, mais l'aspect physique peut être décisif lorsque vous rencontrez une difficulté ou un obstacle (voir « Réaliser un feedback).

Lorsque vous jetez un œil sur votre passé, de la frustration peut apparaître car de nombreux regrets surgissent. Et les premières phrases qui viennent sont : « Si j'avais eu plus de chance », « Si j'avais eu plus confiance en moi », « Si j'avais réussi cet examen »... Toutes ces phrases peuvent nourrir de nombreux regrets quant à votre vécu. Cela est tout-à-fait légitime et compréhensible d'avoir certains regrets au vu d'un passé qui aurait pu être plus épanoui, notamment par la présence d'un savoir-faire fortement développé. Sauf que lorsque vous regardez votre passé, vous l'observez avec vos « lunettes » d'aujourd'hui (c'est-à-dire avec votre expérience actuelle, votre force actuelle, votre sagesse actuelle, votre confiance actuelle...). Cela signifie que ce que vous possédez aujourd'hui en terme d'expérience, vous ne le possédiez pas il y a 1 an, 5 ans, 10 ans ou encore 20 ans.

J'ai une phrase que je garde en tête tous les jours et qui m'aide dans ma vie de tous les jours : « Chaque personne agit en fonction de son degré de conscience le plus élevé. ». Quand j'ai entendu cette phrase pour la première fois, cela m'a fait un électrochoc. En effet, je reste persuadé que chacun donne le meilleur de lui-même en fonction de son niveau de conscience à l'instant présent. Mais que signifie « donner le meilleur de soi-même par rapport à son niveau de conscience » ? Cela signifie tout simplement que la personne est au maximum de son potentiel à l'instant présent en termes de motivation, de confiance, de comportement, d'attitude mentale... Même si cette personne peut encore grandir émotionnellement, à chaque fois qu'elle agit, elle le fait en fonction de son niveau de conscience le plus élevé. Donc si vous n'obtenez pas les résultats désirés, c'est que votre niveau de conscience n'est pas suffisamment développé pour réussir dans ce contexte spécifique.

Revenons à notre frustration ou notre haine lorsque nous regardons notre passé. Durant votre passé, vous agissiez au meilleur de vous-même en fonction de votre niveau de conscience. Et comme l'expérience élève votre niveau de conscience, vous analysez aujourd'hui votre passé avec votre degré de conscience actuelle. C'est à partir de ce moment précis que naissent de la colère, de la tristesse, de la frustration ou encore de la haine. Ce qui est important dans ces moments est de prendre conscience que votre niveau de conscience n'est pas le même entre celui d'hier et celui d'aujourd'hui.
Avez-vous 20 ans d'expérience ou avez-vous reproduis 20 fois la même année d'expérience ? Telle est la question. Echouer une première dans un contexte spécifique peut arriver. Mais échouer une deuxième fois dans ce même contexte signifie que vous avez pris la décision (certainement inconsciente) d'échouer. Car un même schéma mental et comportemental entrainera toujours un même résultat. Comme le disait Albert Einstein, « La

folie de l'être humain est de se comporter de la même manière et d'attendre un résultat différent. ». Cela démontre qu'après chaque passage à l'action, il est déterminant de réaliser des feedback constructif afin d'accélérer le processus d'apprentissage et surtout, de ne pas attendre 10 ans pour prendre conscience de son plein potentiel.

*La Patience, est-ce une qualité qui
se développe ?*

Cette qualité fait partie du potentiel humain illimité. D'après ma vision, tout être humain possède en lui tout le potentiel pour réussir ses désirs les plus importants. La Patience est donc une qualité qui se développe et qui s'acquiert avec du travail.

La patience est le résultat d'une équation à plusieurs facteurs. Comme le dit le Dr Wayne Dyer, on n'obtient pas ce que l'on veut ou ce que l'on mérite, on obtient les résultats en fonction de la personne que l'on est.

Comment acquiert-on donc cette qualité ?

Tout le monde veut réussir, et immédiatement. La première étape à considérer pour développer cette patience est que l'ascenseur de la réussite n'existe pas. Le seul chemin qui mène à la réussite est de passer par les escaliers, et de gravir marche après marche. Si vous n'avez pas conscience de cette étape, il sera très compliqué pour vous d'obtenir de grands résultats. La vraie réussite s'écrit sur le long terme, voire le très long terme. Et pour cela, il est déterminant d'avoir une vision afin de révéler les défis et les obstacles à franchir.

Être patient ne signifie être fataliste. La patience est proche de la persévérance. Car sans patience, ni persévérance, la réussite est impossible !

Fatalité : essayer une action, l'échouer et ne rien faire par la suite comme nouvelles actions pour la réussir.

Patience : passer à l'action, identifier les résultats obtenus, réaliser des feedbacks, passer de nouveau à l'action (éventuellement), et récolter les fruits de vos efforts.

Si vous n'obtenez pas ce que vous désirez, cela ne réside pas uniquement dans votre plan d'actions et dans le passage de celui-ci. Cela provient également de la personne que vous êtes. Donc si vous n'obtenez pas le résultat escompté, interrogez-vous sur la personne que vous êtes.

La patience est une forme de confiance en soi. A l'image d'un agriculteur qui plante ses graines, il doit attendre la bonne saison pour récolter le fruit de son travail. Et vous, avez-vous planté les bonnes graines durant la bonne saison ? Car si vous plantez les graines durant l'hiver, il se peut que la récolte soit mauvaise.

Quand vous passez à l'action, et parce que vous désirez réussir absolument, vous tentez de passer par le chemin le plus direct et le plus rapide. Mais parfois, ce chemin peut être semé d'échec. Pour cela, il est important de « préparer le terrain » pour agir avec force.

La stratégie est donc une étape tout autant déterminante pour développer cette patience. La stratégie permet à ce moment précis d'identifier les moyes pour atteindre votre réussite.

Votre niveau de patience est en lien direct avec les croyances que vous possédez (vis-à-vis) de vous-même. Il est possible de croire que parce que vous passez à l'action, la réussite surviendra. Pensez que ce n'est pas parce que vous passez à l'action que vous réussirez.

Mes expériences de Sportif de Haut-Niveau

Une de mes réussites

Sans même le savoir, lorsque j'ai signé à Raon l'Etape, et malgré mon appréhension de jouer dans ce club, je passai mes six mois les plus accomplis et les plus exceptionnels de ma carrière de sportif professionnel. Quelle période ! Ce sont mes valeurs qui m'ont permis de prendre cette décision (de signer dans ce club). Le travail, la reconnaissance et la réussite sont des valeurs qui me poussent à agir. L'US Raon me permettait de satisfaire ces motivations. A cette époque (j'avais 25 ans), je croyais encore pouvoir jouer en Ligue 1. Je savais que le poste que j'occupais (gardien de but) me permettait « d'éclater » sur le tard. Le fait que ce club me fasse confiance me donnait encore plus confiance en moi et cela me motivait encore plus pour réussir car mes valeurs étaient totalement remplies (reconnaissance, sécurité financière, réussite professionnelle...).

Mon objectif était clair, net et précis : JOUER EN LIGUE 1. Et je savais que cela passait par des « sous-objectifs » (avancer pas à pas) qui étaient également clairs, nets et précis : réaliser de bonnes prestations avec mon club afin de gravir les échelons. Le plan, la stratégie, je les connaissais parfaitement car j'avais été formé dans le meilleur club de France, l'Olympique Lyonnais, avec le meilleur entraineur de gardien de but, Joël BATS.

Les situations dans lesquelles je devais progresser étaient identifiées et je mettais donc tout en place pour évoluer avec mon club, US Raon. Et cette progression s'effectuait au quotidien, et cela, grâce à mes entraineurs de l'époque, notamment avec Pascal Georges, l'entraîneur des gardiens de but. (Etapes 1 & 2).

Aussi, et sans le savoir sur le moment, le fait d'être isolé de tout me permettait de me concentrer à 100% sur le football. L'environnement dans lequel j'évoluais était propice à la progression que je souhaitais avoir. Cela me permettait de faire des séances supplémentaires, de progresser plus rapidement, de réussir de grandes prestations afin de rendre la confiance qui m'avait été donné et de pouvoir signer dans un club d'un niveau supérieur. Et de ce fait, je réalisai des performances très intéressantes en début de championnat.

En parallèle du championnat, notre parcours en Coupe de France (épreuve populaire et importante) se passa très bien. Tour après tour, nous avançâmes dans la compétition tranquillement et sûrement. Durant ces six premiers mois, j'étais très satisfait de mes performances. Les raisons étaient que je savais que le coach comptait sur moi et que j'étais devenu un élément important de l'équipe ; ma motivation augmentait de jour en jour ; j'étais concentré à 100% sur mon objectif (et l'atteinte de mon objectif passait par de prestations de qualité à chaque match) ; le fait d'être éloigné de ma région natale me permettait de retrouver une sérénité dans ma vie privée et de garder toute mon énergie pour me concentrer sur le football (ce qui m'avait fait défaut dans mes anciens clubs). (Etape 3)

Durant ces six premiers mois, j'avais atteint un niveau de performance très intéressant. Malgré cela, je n'avais pas réellement conscience des raisons qui faisaient que j'étais efficace. Cette prise de conscience allait se réaliser plus tard. Même si la question « pourquoi » peut nous limiter dans l'avancement de notre progression, il est capital d'identifier les raisons de la réussite. Cela permet de mettre en avant tous les détails qui font que « ça marche ». Inconsciemment, j'avais mis en place une stratégie qui me permettait d'être performant. (Etape 7)

Ma confiance s'était renforcée grâce aux reconnaissances (une de mes valeurs) du club et des supporters ; je possédais des croyances limitantes (« Je ne pourrais jamais jouer en Ligue 1 ») qui s'étaient transformées en croyances dynamisantes (« J'ai les capacités de m'imposer »).

Parce que mes valeurs étaient comblées (reconnaissance, réussite, travail...), tout naturellement, je ressentais donc de la valorisation intérieure et extérieure. Comme vous avez pu le voir dans l'étape 5 et la Pyramide de la Confiance en soi, les valeurs sont en rapport directes avec l'estime de soi. Par conséquent, mon estime se développait et cela avait des répercussions directes et surtout positives sur ma confiance. Car sans estime, la confiance n'est rien. De ce fait, mon degré de confiance s'élevait, je prenais plus de « risques » dans mes choix, dans mes initiatives. Durant les matches et les entrainements, j'osais davantage et que sa passa-t-il ? Je réussissais ! Et lorsque j'échouais, j'avais la lucidité et le recul nécessaire pour apprendre de mes erreurs. Donc pour moi, ce n'était pas un échec, c'était un apprentissage. Quel fabuleux moyen de gagner en estime et en confiance simplement en transformant sa perception de ce que nous vivons sur le moment présent. Cela n'était pas encore suffisant car je n'avais pas réellement conscience de mes capacités. J'étais en pilotage automatique. Et comme je réussissais, je ne me posais pas la question : « Pourquoi ai-je réussi une telle performance ? ». J'avais l'impression que les performances que je réalisais étaient « normales » donc je n'avais pas conscience de la qualité de mes prestations. Et c'est un réel danger de ne pas avoir conscience de ses capacités et de ses qualités.

« Nous obtenons ce que nous mesurons. »

Mes prestations renforçaient mon degré de confiance de jour en jour et les croyances qui me limitaient auparavant (« Je n'ai pas le niveau suffisant pour jour au niveau au-dessus ») se transformaient en croyances dynamisantes. Pourquoi ? Tout simplement parce que les matches que je réalisais m'apportaient de nombreuses références et des preuves que j'avais les capacités pour réussir. Et en même temps, je ne mesurais pas, je ne quantifiais pas mes réussites et de ce fait, il était strictement impossible d'élever mon niveau.

Mes croyances dynamisantes étaient entre autres : « Je suis un bon gardien de but ! », « J'ai les compétences pour jouer au niveau au-dessus ! », « Mes coéquipiers me disaient que je réalisais de belles prestations ! »... Et pour renforcer ces différentes croyances, il est déterminant d'avoir conscience de ses succès. Donc à ce moment de ma carrière, pour renforcer mes croyances dynamisantes, je m'appuyais sur les actions que je réussissais durant les matches et les nombres de points que je faisais gagner à l'équipe (nombres d'arrêts effectués, nombres de sorties aériennes réussies, nombres de dégagements réalisés, etc...). Cela me confortait dans la prise de conscience de l'image que j'avais de moi-même (en rapport avec l'estime de soi) et de mes capacités (en rapport direct avec la confiance en soi). (Etape 5)

Le fait de posséder une forte estime de moi et une confiance élevée, j'arrivais à m'affirmer au quotidien.

Comme vous l'avez vu avec la Pyramide de la Confiance, pour pouvoir s'affirmer, il est primordial de faire un travail sur votre estime, puis sur votre confiance afin de pouvoir enfin vous affirmer avec assertivité. Et c'était donc le cas. Lorsque je sentais le besoin de prendre la parole, je le faisais pour le bien de l'équipe. (Etape 6)

Durant ces six mois, il y a seulement un ou deux matches durant lesquels j'avais été peu efficace. Et sur le coup, je me disais : « J'étais moins concentré. ». J'avais identifié la cause de la perte d'efficacité qui était une concentration négative mais je n'avais pas trouvé les raisons de cette mauvaise concentration. Très souvent, dans le sport de haut-niveau et en entreprise, les personnes associent une concentration négative à un manque d'envie. Mais quelle erreur d'avancer cet unique argument ! Il est tout à fait possible qu'une concentration négative provienne d'un manque d'envie mais pas seulement. Il existe de nombreuses autres raisons qui déclenchent une concentration négative. Nous l'avons vu dans l'étape 3 qu'il existe différentes sources d'une concentration défaillante. Il est important de rappeler que votre énergie se dirige vers quoi vous portez votre attention. La force est dans la focalisation. Je suis certain que vous obtenez des réussites dans les domaines dans lesquels vous êtes focalisé(e). Dans mon cas, ma concentration était davantage dirigée sur ma confiance et mes capacités. Chaque action qui se présentait à moi, j'étais persuadé de pouvoir réussir. Et comme j'étais concentré sur l'action en elle-même et ceux sur quoi je dois faire pour réussir, je réussissais ! Je mettais tous les atouts de mon côté afin d'être efficace. Et j'étais hyper-performant. (Etape 3)

Mes six premiers mois se terminèrent donc avec beaucoup d'espoir et de sérénité quant à la suite des évènements. Et cerise sur le gâteau, nous héritions de Grenoble (Club de Ligue 1 à l'époque) en 32e de finale de la Coupe de France.

Lors de ce match, je réalisai la plus grande performance de ma modeste carrière de footballeur. C'était le match le plus accompli, le plus réussi et de surcroît, face à une équipe de Ligue 1 et dans un match à forte intensité émotionnelle. Malgré l'élimination au tir au but, mon moral et ma motivation étaient encore plus fortes car j'avais pris réellement conscience de mes capacités footballistiques. Inconsciemment, j'avais développé une stratégie pour réussir. Et cette stratégie était uniquement articulée autour de la préparation technique, tactique et physique. Cette performance que j'avais réalisée était le résultat de plus de 7 ans de travail. Je l'améliorais de jour en jour, je la peaufinais, je la travaillais. Il m'a fallu plus de 7 ans pour arriver à mettre en place cette stratégie de réussite avec toutes les conséquences et les dommages collatéraux que j'ai pu subir comme l'apparition du stress, le renfermement sur moi-même, la peur de l'échec, la peur de m'affirmer, ne pas oser prendre des risques...

Il m'a fallu plus de 7 ans pour atteindre un niveau correct uniquement en travaillant sur les domaines technique, physique et tactique.

Combien d'année m'aurait-il fallu pour atteindre ce même niveau simplement en apprenant à me préparer mentalement et à gérer mes émotions ? Certainement moins que 7 ans. Grâce aux techniques de la préparation mentale, j'aurais pu élever mon niveau de performance bien plus haut et surtout bien plus rapidement. J'aurais pu gagner facilement 5 à 6 ans. Mais je n'ai pas écrit ce livre pour vous faire part de mes éventuels états d'âmes. Bien au contraire. J'ai écrit ce livre pour vous prouver qu'en se préparant mentalement, qu'en équilibrant vos états émotionnels, il est possible d'élever votre niveau d'efficacité. Il existe des personnes qui y arrivent « naturellement », sans aide. C'est tout à leur honneur car leur degré de confiance ou de concentration sont suffisamment développés pour réussir. En revanche, d'autres personnes ressentent le besoin de se préparer mentalement pour réussir. Et c'est à ce moment précis que le Process' que j'ai développé leur permettra d'améliorer leurs résultats.

Revenons-en à ma situation personnelle et à cette période de ma carrière durant laquelle je pensais avoir suffisamment d'outils pour réussir et durer au plus haut niveau. Seulement, il me manquait un point.

Il en manquait un. Juste un point. Un seul petit point afin d'être performant à court, à moyen et à long terme. Cette étape était mon état émotionnel (étape 4). L'état corps-esprit-émotion est l'étape capitale pour réussir. Durant ma carrière, j'ai appris à mes dépends que si l'état émotionnel est fragile ou négatif, il est fort possible que vous vous dirigez droit dans le mur, que vous vous rapprochez de l'échec. Vous sombrez à petit feu. Cela s'est confirmé lorsque j'ai réalisé un feed-back des saisons que j'ai jouées. Et effectivement, je me suis aperçu que lorsque j'étais en échec, mon état émotionnel était très, très négatif. Et Lors de cette période d'euphorie (après le match de Grenoble), je pensais être dans un état émotionnel positif. Mais c'était seulement une impression. Même si tous mes besoins étaient comblés, au fond de moi, j'étais très négatif, assez pessimiste (Je pensais avoir développé des croyances ressourçantes mais ce n'était pas suffisant). Et l'événement que j'ai vécu quelques jours après ce match contre Grenoble en est la preuve concrète. En effet, j'ai vécu un moment à la fois triste et cruel. Et ce moment, c'est moi et seulement moi qui l'ai provoqué. Tellement j'étais heureux d'avoir atteint ce niveau de football, je me disais : « Avec la chance que j'ai, je vais me blesser », « De toute façon, j'ai jamais eu de chance et je suis sûr que je vais me blesser ! ». La blessure, la plus grande hantise d'un sportif de haut niveau. Car quand le sportif est blessé, il est à l'arrêt. Il est tel un Lion en cage. Et un sportif à l'arrêt est comme un requin qui cesse de bouger : il meurt ! Et pensez-vous que si j'avais été réellement positif, j'aurais pensé à la blessure ? Bien sûr que non. Toute mon énergie aurait été dirigée vers la réussite, vers la certitude de vouloir progresser. J'étais donc, au fond de moi, dans un état d'esprit très négatif malgré une confiance très développée. Sur le moment, je n'avais pas assez de recul pour identifier les différentes raisons de mon « échec ». C'est seulement quelques années plus tard, lorsque j'ai suivi des formations sur les techniques de changement que j'ai réalisé qu'à cette période de ma carrière, j'avais des croyances très limitantes en lien avec qui j'étais, j'avais peur de réussir et qu'inconsciemment, je me mettais des obstacles pour ne pas réussir. Et cet obstacle inconscient me provoqua une grave blessure : rupture des ligaments du genou. 6 mois d'arrêt. Un coup très dur à encaisser. C'est peut-être absurde et ridicule d'avancer ce que je vais vous dire mais c'est la réalité : « J'ai provoqué moi-même ma blessure ! ». Je m'étais tellement conditionné à ne pas réussir qu'au moment où j'avais atteint un niveau fort intéressant, je devais faire quelque chose pour casser cette dynamique de réussite. Vous allez me prendre pour un fou, pour un mec bizarre mais c'est ce qui s'est réellement passé. Souvenez-vous des étapes 3 & 4 : notre énergie se dirige vers quoi vous portez votre attention. Dans mon cas, mon énergie était focalisé sur comment ne pas me blesser. Je me posais des questions comme : « Est-ce que je mérite vraiment de réussir ? », « Est-ce que j'ai suffisamment travaillé dur pour réussir ? ». Et tout naturellement, je me blessai. Cette blessure, c'est moi-même qui l'avais provoquée.

Vous est-il déjà arrivé de vous dire : « Je vais échouer à cet examen, je vais échouer, j'en suis sûr ! » ? Et que s'est-il passé ? Vous avez échoué. Et que vous êtes-vous dit quand vous avez obtenu les résultats ? « J'étais sûr(e) de le louper de toutes manières ! ». Le fait de diriger toute votre énergie en pensant à l'échec vous fera arriver à l'échec.

Il est possible de devenir sportif professionnel, de gagner des contrats alléchants, de réussir professionnellement durant une période de sa vie en étant, malgré tout, négatif ou en ayant très peu confiance en soi. Mais vous obtiendrez des résultats positifs seulement à court terme. Et n'est-il pas frustrant d'obtenir des résultats positifs uniquement à court terme sachant que vous possédez les compétences requises pour réussir ?

Comme vous l'avez vu :
80% des résultats que vous obtenez sont influencés par vos Ressources Internes. Et ces 80% sont développés et renforcés grâce à ce Process' et ses 7 étapes.

20% dépendent seulement des Ressources Externes. Ces 20% ne sont pas les plus difficiles. Il suffit d'avoir un plan qui à déjà apporter des résultats positifs. Et ce plan peut être modélisé à partir des stratégies d'une personne ou d'une entreprise qui a déjà réussie. Soyez curieux. Posez des questions, demandez des conseils afin d'identifier les actions efficaces afin de connaître le succès à votre tour.

Mes expériences de Sportif de Haut-Niveau

Un de mes échecs

Grâce au Process' que j'ai développé, j'ai pu identifier les différentes raisons qui ont provoquées mon échec au début de ma carrière professionnelle, lors de mes deux premières saisons en tant que footballeur professionnel, à Besançon.

Tout simplement, aucune des 7 étapes de la Méthode n'étaient validées.

Lorsque j'étais au centre de formation, mon objectif était clair, net et précis : devenir footballeur professionnel. Et le club de Besançon m'offrait cette possibilité de signer mon premier contrat professionnel. Je signais dans un club de Ligue 2 qui venait d'accéder à ce niveau. J'arrivais dans ce club avec beaucoup d'ambition et avec une envie débordante. Pour moi, j'avais largement les qualités pour réussir, surtout que je venais du meilleur club de France, l'Olympique Lyonnais. Même si je n'avais jamais joué avec l'équipe professionnelle, les prestations durant les entrainements m'apportèrent beaucoup de confiance, voire même trop. Inconsciemment, je me reposais sur mes « lauriers » et je pensais qu'à ce moment de ma carrière, j'avais fait le plus dur. Mais quelle erreur de ma part ! Le plus dur n'est pas d'y arriver mais de durer.

> *« Plus rien à prouver. Juste à confirmer.*
> *Mais encore faut-il le confirmer ! »*
> Steve LEGALLE

En signant au Besançon RC, je réalisais donc mon rêve de gosse : devenir footballeur professionnel. A ce moment de ma carrière, je pensais que c'était une finalité et non un moyen pour franchir un nouveau palier afin de continuer à progresser. Et pour preuve : à aucun moment je ne m'étais fixé de nouveaux objectifs à court et à moyen terme. Ne pas se fixer d'objectifs est comme si un bateau naviguait sans gouvernail et sans boussole. J'étais donc sans gouvernail, sans boussole. Je ne savais pas quelle direction prendre et j'avançais sans connaitre la destination (Etapes 1 & 2). Comment réussir sans avoir d'objectifs clairs, nets et précis ? Strictement IMPOSSIBLE de réussir !

Et de ce fait, je n'avais pas pu identifier les situations dans lesquelles je devais progresser, dans lesquelles il était nécessaire d'améliorer certaines techniques (Etapes 1 & 2)... Et que se passe-t-il lorsque vous ne vous fixez pas d'objectifs ? Vous perdez patience car vous ne possédez aucun repère, vous n'avez aucun moyen de mesure pour savoir où vous en êtes dans votre évolution. Et les conséquences sont terribles : apparition d'un stress négatif, peur d'échouer, perte de confiance, baisse de motivation, concentration négative...

Avec du recul, j'ai identifié deux raisons qui ont provoquées mon échec : des soucis d'ordres privés et surtout un réellement manque de confiance en moi.

« Rien de grand ne se fait sans enthousiasme. » Hegel

Mon état corps-esprit-émotion était catastrophique (Etape 4). La cause ? Des soucis privés qui me rongeaient, qui me terrassaient mon moral et ma motivation. Sans rentrer dans les détails et même si j'avais dû être dans un état d'esprit positif (grâce à la signature de mon premier contrat professionnel), mes soucis personnels m'empêchaient d'être heureux et d'avoir l'esprit « léger et en paix ». En l'occurrence, il était devenu compliqué d'être enthousiaste durant les entrainements. Comme j'étais une personne qui ne s'ouvrait pas facilement aux autres, je subissais totalement cette situation. Et une personne qui n'est pas enthousiaste et qui subit une situation ne peut à aucun moment réussir. Tout naturellement, cela avait des conséquences négatives sur mes prestations. Un coach mental m'aurait été d'une grande aide à cette période de ma carrière.

Comme ce domaine de vie était important pour moi, voire le plus important, il consommait donc toute mon énergie. Même lorsque j'arrivais à être performant durant les entrainements ou les matchs, ce domaine de vie reprenait le dessus et cela me minait le moral.

*« Ils ont réussi parce qu'ils ne savaient pas
que c'était impossible. »*
Jack Welch

Je croyais avoir confiance en moi. Mais c'était seulement une croyance. Pourtant, ce type de croyance est une croyance dynamisante, et comme son adjectif le définit, cela aurait du me dynamiser. Mais pour qu'elle me dynamise et comme nous l'avons vu dans l'étape 5, pour qu'une croyance soit validée, il est important de s'appuyer sur des références afin de valider celle-ci. Et dans mon cas, je n'avais aucune référence qui pouvait valider mes croyances. Je me disais : « J'ai largement niveau pour jouer, je suis le meilleur. », « Parce que je viens de l'Olympique Lyonnais, je suis le meilleur. », « J'ai été entrainé par Joël Bats, donc je peux jouer largement en Ligue 2. »... Ce genre de dialogue intérieur peut être efficace à partir du moment où vous avez obtenu des preuves concrètes, des certitudes. Et dans mon cas, je n'avais aucune conscience de mes Ressources Externes. Seulement quelques entrainements et quelques matchs. Insuffisant pour obtenir des références fortes et solides.

Mais la conséquence la plus destructrice de cette mauvaise confiance en moi était que je prenais le football « de haut », je me croyais au-dessus des autres, et de ce fait, je « tombais » dans la facilité. Lorsque vous êtes dans la « facilité », votre degré de concentration devient négatif. Résultat : efficacité médiocre et absente (Etape 3).

L'estime que j'avais envers moi était quasiment invisible. Mes problèmes personnels avaient eu de graves répercussions sur mon estime et ma confiance. La confiance n'est rien lorsque l'estime est fragile.

« Frappe et l'on t'ouvrira, demande et tu recevras, cherche et tu trouveras. »

Et tout naturellement, je n'osais pas m'affirmer, je n'osais pas dire les choses qui ne me convenaient pas (Etape 6). Pourtant, il y avait des choses à dire et à redire. Même si j'avais « seulement » 20 ans, je savais ce que je devais travailler, dans quel domaine je devais m'améliorer. Mais le fait d'avoir peu confiance en moi, je n'osais pas prendre des initiatives. Par conséquent, je me renfermais sur moi-même et cela déclenchait dans mon esprit une grande frustration, un stress négatif. J'étais tous les jours en colère, énervé. Et ces différentes émotions sont des émotions toxiques qui nous empêchent d'avancer, de progresser. Le problème, c'est que je n'arrivais pas à changer et à modifier ces différentes émotions. A cette période, je ne connaissais pas de techniques de changements, je n'avais pas de mentor sur qui je pouvais demander des conseils, sur qui je pouvais m'appuyer. Et en même temps, qu'aurait fallu-t-il faire pour obtenir des conseils ? Tout simplement, il aurait fallu demander. « Demander » signifie s'ouvrir aux autres. Mais comment faire pour demander en étant renfermé sur soi-même ? J'avais besoin d'obtenir des conseils et pour cela, je devais demander. Mais comme j'étais renfermé sur moi-même et que j'avais peu confiance en moi, j'avais peur de demander, j'avais peur de ce que les personnes allaient penser de moi si je leur demandais des conseils. C'est le serpent qui se mord la queue. Je tournais en rond et lorsque que vous tournez en rond, vous n'avancez pas, vous stagnez.

« La stagnation est l'antichambre de la régression. »

Comme nous l'avons évoqué dans les étapes 5 et 6 du Process', l'estime de soi, la confiance en soi et l'affirmation sont reliées entre elles. Sans estime, la confiance et l'affirmation ne sont rien. Et sans estime, ni confiance, l'affirmation n'est également rien. En effet, je ne possédais que des croyances qui me limitaient dans mon champs d'actions comme : « De toute façon, ce n'est pas la peine de demander, il te répondra par la négation. » ou encore « Dans le sport de haut-niveau, demander est une faiblesse. ». En étant dans cet état d'esprit, je comprends parfaitement aujourd'hui qu'il était strictement impossible de réussir à moyen et à long terme.

A 20 ans, être gardien N°2 dans un club de Ligue 2 est une position tout à fait honorable. Effectivement, vu de l'extérieur, être à ce niveau est respectable mais le son de cloche était différent pour moi. Parce que j'avais été formé à gagner le championnat de France de Ligue 1, je n'arrivais pas à me satisfaire de cette « petite » place de doublure. Je n'avais pas conscience du niveau auquel je me situais.

Et cette « non-conscience » m'empêcha de progresser car je n'avais aucun repère.

Malgré une première saison (en tant que joueur professionnel) qui m'avait semblée difficile au point de vue mental (peu de matchs joués, relégation de l'équipe au niveau inférieur, non-adaptation à la vie bisontine...), je décidais de continuer l'aventure avec ce club au niveau National (équivalent à la 3ᵉ division). Je m'étais dit qu'en continuant avec ce club, j'aurais certainement la possibilité d'avoir plus de temps de jeu afin de m'aguerrir davantage. Et c'est ce qui se passa. A 21 ans, je devenais titulaire dans un club professionnel.

J'étais heureux et fière. J'avais tellement mis d'énergie, d'envie et de rigueur pour y arriver... Je pensais encore une fois que le plus dur avait été réalisé : devenir titulaire. Mais j'ai encore fait une grosse erreur : je croyais que pour être performant durant les matchs, il suffisait d'entrer sur le terrain et le « reste » se ferait naturellement. Sauf que dans le sport de haut-niveau (et dans la vie de tous les jours), pour être performant, il est capital de développer un pouvoir de concentration élevé afin de ne pas être perturbé par son environnement et être totalement focalisé sur ce que nous voulons mettre en place et réussir.

Un de mes entraineurs me reprochait de jouer avec « trop de pression psychologique » car durant un match de préparation, j'avais fait quelques erreurs. Il mettait ces erreurs sur le compte de la pression psychologique, sur le compte du stress. Seulement voilà, ce n'était le stress qui était responsable de ces erreurs mais le fait de jouer avec trop de facilité et de ne pas concentrer mon énergie dans la bonne direction. Et lorsque votre concentration n'est pas dirigée sur la bonne chose, il est peu probable de réussir (Etape 3). Dans mon cas, quand je me concentrais sur le match que je devais jouer, je me focalisais sur ce que cela pouvait m'apporter de réussir mon match. Comme j'étais en concurrence avec un autre gardien de but (Christophe LANGLOIS, que je salue par la même occasion), je me concentrais surtout à comment faire pour ne pas perdre ma place de titulaire et je me disais : « Si je fais un bon match, je jouerais le match suivant ! ». Au lieu de me concentrer sur le match en lui-même, je me concentrais sur l'environnement, sur l'enjeu (individuel et collectif) du match. Mais pour réaliser une prestation de qualité, il est indispensable de vous focaliser uniquement sur vous-même, dans le présent et sur les actions à réaliser. Et comme mon énergie était dirigée sur les conséquences (positives et négatives) de ma prestation, il était impossible d'être efficace durant le match. Donc, la source de mes erreurs était surtout le fait d'une concentration négative et non d'un manque de concentration. Car le manque de concentration n'existe pas.

Revenons-en à cette pression psychologique. C'était la première fois qu'un entraineur mettait en avant ce critère. J'étais un peu surpris de son point de vue.

Même si la pression psychologique était présente durant les matchs (ce qui était normal par rapport à l'enjeu), ce n'était pas une pression à ne pas pouvoir parler ou bouger. Et le fait de me dire tous les jours : « Tu joues avec trop de pressions, tu joues avec trop de pressions ! », que se passa-t-il selon vous ? Et bien, il se passa que la pression psychologique apparue car pendant les matchs, je me focalisais uniquement sur ce stress négatif. Et quand vous concentrez très fortement toute votre énergie sur une chose, celle-ci apparait de manière étonnante.

Même s'il est important d'avoir une certaine pression (positive), dans mon cas, c'était une pression négative. Et lorsqu'une pression est négative, lorsque le stress est négatif, il est très compliqué voire même impossible d'être performant.
Sur le moment, je me disais : « Il a certainement raison car c'est lui l'entraineur. ». J'ai été éduqué de cette manière : la personne qui encadre un groupe à toujours raison. Et surtout, comme mon degré de confiance en moi était très fragile, j'acceptais sans sourciller. Ce fut une grosse ERREUR de ma part : accepter une chose qui n'était pas en adéquation avec mes valeurs.
C'était l'une des causes d'une concentration négative. En effet, durant les matchs, au lieu de me concentrer sur ce que je devais réaliser, je me concentrais sur mon stress négatif et je me disais avant les matchs : « J'ai la pression, j'ai la pression. » Comment être performant en se préparant mentalement de cette manière ? Quel gâchis total ! Toute mon énergie était focalisée sur ce fichu stress négatif et cela me faisait perdre mes moyens...

Un dernier mot...

Que vous vivez un échec ou une réussite, le plus important n'est pas le résultat que vous avez obtenu, mais la manière de percevoir ce résultat, et la façon dont vous réagissez.

Pour cela, observez tous les résultats que vous obtenez de manière neutre, avec détachement émotionnel. Cela vous permettra de prendre de la hauteur et de mieux analyser les comportements ainsi que la stratégie utilisés.

Plus rapidement vous prendrez de la hauteur pour analyser un résultat, et plus rapidement vous serez en mesure d'apprendre des leçons constructives sur ce résultat obtenu.

Et je vous le répète une nouvelle fois : peu importe que vous ayez « réussi » ou « échoué », le plus important est votre manière de percevoir ce que vous avez obtenu.

Il est tout aussi frustrant et inutile de réussir un merveilleux projet et que par la suite, vous tombez dans un excès de confiance pour échouer les suivants.

C'est pour cela que « Réussite » et « Echec » ne sont pas les termes à utiliser.

Je vous invite à vous poser inlassablement ces différentes questions après chaque résultat obtenu :
Qu'est-ce que ce résultat provoque chez moi ? (Emotions)
Vivez cette émotion (agréable ou désagréable) à travers un comportement constructif pour la libérer
Qu'ai-je compris en obtenant ce résultat ? (Comportements)
Analysez vos comportements et vos stratégies

Qu'est-ce cela va changer chez moi en adoptant ces nouveaux comportements et ces nouvelles stratégies ? (Actions)
Prenez conscience qu'en modifiant ces 2 aspects, vous pourrez obtenir de nouveaux résultats

Il est important que vous intégriez dans votre état d'esprit que « Résultat » signifie « Leçon ».
Car comme indiquer dans l'introduction, ce sont les phénomènes d'Attente et de Patience qui déclenchent cette perception d'échecs.

D'où la nécessité de mettre en application les 7 étapes de cet Ouvrage pour développer cette Patience.

Avoir des attentes est le moyen le plus puissant pour créer de l'attachement, et donc des émotions désagréables (peur, colère, tristesse...) si le résultat obtenu n'est pas en adéquation avec vos attentes de départ.

Pour une vie plus légère, libérez-vous de ces attentes en vous focalisant à 100% sur vos projets, sur vos actions. Construisez vos projets et définissez vos objectifs autour de vos valeurs les plus importantes. Acceptez vos qualités, mais également vos manques. Et surtout, donnez le Meilleur de vous-même avec Amour sans rien attendre en retour.

Le Meilleur est à venir.

Avec Amour...

SL

A propos de l'auteur
Steve Legalle

Steve Legalle accompagne les dirigeants, les managers, les sportifs de haut-niveau, les équipes, ainsi que toute personne souhaitant accomplir des projets à forts enjeux, afin d'associer *l'équilibre émotionnel avec la performance pour que chaque personne, chaque équipe, atteigne l'Excellence.*

Auteur, Conférencier, Coach professionnel (Préparation Mentale) & Formateur, Steve accompagne ses clients et les équipes à construire et à élaborer une Stratégie d'Excellence visant 3 objectifs :

- ✓ Se préparer mentalement avant un événement à forts enjeux
- ✓ Rester impliqué(e) émotionnellement dans l'atteinte des objectifs individuels et collectifs
- ✓ Donner un Sens aux projets individuels et collectifs

En atteignant ces différents objectifs, chaque client possédera les ressources pour :

- ✓ Développer sa Puissance Personnelle
- ✓ Elever son niveau de Performance
- ✓ Accéder à son plein Potentiel

Il a élaboré différentes approches (Manager, Dirigeant, Entraîneur, Sportif de haut-niveau), fruit de ses 17 années d'expériences dans le Sport de Haut-Niveau (joueur puis entraîneur de gardiens de but au football) et provenant des outils de la préparation mentale, du management ainsi que des techniques de changement.

Ses interventions, attractives, inspirantes ainsi que constructives, sont chargées d'anecdotes grâce auxquelles les participants n'auront pas seulement accès à des outils concrets, ils y prendront également beaucoup de plaisir !

Son enthousiasme, son énergie et son désir de partager ses expériences poussent chaque participant à adopter une attitude mentale dynamique et constructive au quotidien.

www.stevelegalle.fr
reussite@institut-steve-legalle.fr

Linkedin – Instagram – Facebook

129 rue Servient – 69003 LYON

N° SIRET : **534 134 929 00031**
Organisme de formation enregistré sous le
numéro : **82 69 11734 69**

ISBN : 9798612095149